LA UTILIDAD
DE TODO
ESTE DOLOR

Andrea Levy

La utilidad de todo este dolor

*Cuando sobrevivir se convierte
en una forma de (mal)vivir.
Fibromialgia, política y amor en mi vida*

la esfera ⊕ de los libros

Primera edición: abril de 2024

© Andrea Levy Soler, 2024
© La Esfera de los Libros, S.L., 2024
Avenida de San Luis, 25
28033 Madrid
Tel.: 91 443 50 00
www.esferalibros.com

ISBN: 978-84-1384-788-7
Depósito legal: M. 4.742-2024
Fotocomposición: J. A. Diseño Editorial, S.L.
Impresión y encuadernación: Unigraf
Impreso en España-*Printed in Spain*

ÍNDICE

A mis padres y a mis amigos, mi familia elegida
y mi red de afectos, mimos y cuidados.

«Si te afliges, te aflojan,
y si te aflojas, te afligen».
PROVERBIO POPULAR

«Non, rien de rien.
Non, je ne regrette rien».
EDITH PIAF

LA DÉCADA 2013-2023. HACER MEMORIA

Empezar este libro supone para mí realizar un ejercicio de descarga. Cuando te das cuenta de que todo lo que has vivido lo has hecho demasiado rápido, adquieres la conciencia del tiempo transcurrido y de cómo los recuerdos se han amontonado en tu cabeza sin ordenar. La memoria configura una suerte de patria, de lugar estable al que poder siempre regresar cuando le damos un respiro a la vida. Un refugio al que acudir en busca de tus propias respuestas, una tabla firme a la que agarrarse para continuar tu camino y encontrar la seguridad de la calma. Me propongo desde aquí hacer un viaje por los últimos diez años en los que he sido protagonista sin darme cuenta de lo que estaba viviendo en primera persona. Y esto no está exento por mi parte de cierto pudor.

Salvador Sostres me dijo en una ocasión, comiendo en el restaurante Semon en Barcelona, que escribir libros era una vulgaridad. Que lo mejor era empezar a quemar la cantidad de libros que ya estaban escritos y que nadie iba a leer. Yo entonces le contesté que me parecía más ordinario que me hubiera pedido una copa de champán estando como estábamos sentados en una mesa a la vista de todos, que podían pensar que celebrábamos algo o que simplemente nos iba bien y éramos felices. El caso es que yo también creía que escribir un libro no era para mí. Que yo era una lectora compulsiva que no tenía ninguna intención profesional de trascender con la literatura. Me conformaba, como mucho, con algunos artículos de opinión sobre política o de temática cultural en colaboraciones periódicas y discursos que a lo largo de mi trayectoria he redactado como fuente de inspiración para algunos compañeros del partido. De hecho, así empecé en el año 2013 con la entonces presidenta del PP de Cataluña, Alicia Sánchez-Camacho. Ahí arranca esta historia.

Pero este no es un libro sobre política. No del todo, vaya. Quien lo escribe lo hace después de haber dedicado este tiempo a la política, obviamente. Pero se trata de un relato vital de la última década, en la que lo personal y lo profesional eran un todo. La razón de hablar de estos diez años en concreto tiene, en mi opinión, un doble interés.

En primer lugar, trazar una visión en primera persona de lo que ha sido, desde ese año 2013 al 2023, la política en España. Trataré de explicar cómo una desconocida voz que empezó en los medios de comunicación en Cataluña dio el salto a la primera línea nacional cuando el Partido Popular, entonces en el Gobierno con Mariano Rajoy, necesitaba renovar su imagen. Esto fue debido, en parte, al desgaste de los llamados partidos tradicionales y la llegada de nuevas formaciones políticas, promovido por los aires de cambio entre los más jóvenes que trajo el movimiento del 15M. A partir de ahí, esos convulsos años estuvieron marcados por la primera investidura fallida en 2015, la España sin gobierno, los nuevos formatos de tertulias políticas televisivas y el auge de las redes sociales, el goteo de casos de corrupción, el proceso independentista catalán, la moción de censura en 2017, las primarias en el PP y la llegada de Pablo Casado, así como su posterior dimisión en 2022. Sin olvidar la vertiginosa sobreexposición mediática que conlleva la vida pública para la propia vida personal y la complicada gestión de las responsabilidades institucionales en los años de pandemia. Pero todo esto, aunque de interés debido a que he estado implicada de lleno, no conforma el tema principal del libro, sino que sirve de hilo conductor para exponer cuál era mi realidad diaria mientras el dolor, principal síntoma de la enfermedad que padezco, formaba parte de mi vida cada vez con mayor intensidad.

Porque, en segundo lugar, esta historia va del dolor, pero no como un almanaque de salud o una guía médica. Se trata de contar mi historia, mi vida, lo más abiertamente posible en estos diez años, para entender cómo lo urgente dio paso a lo prioritario, es decir, cómo la obsesión por querer alcanzar éxito y reconocimiento profesional al estar en primera línea se impuso y evitó que me detuviera ante las llamadas de atención de mi propio cuerpo. No quieres reconocerte en una enfermedad para poder seguir siendo quien se espera que seas. O quien tú quieres ser. Relataré cómo fueron los inicios de los problemas de salud que iba notando y cómo, al principio, el desconocimiento y la falta de la debida atención por mi parte me llevaron a un diagnóstico incorrecto, pero, sobre todo, a un tratamiento equivocado y perjudicial. Tremendamente peligroso. Hasta el punto de que además de las consecuencias físicas que se iban manifestando de la fibromialgia, la sobremedicación de benzodiazepinas, antidepresivos y calmantes me llevó a un estado mental de colapso que tuve que superar para poder por fin tener una vida en equilibrio.

Ese camino equivocado solo fue un parche momentáneo para seguir avanzando mientras ignoraba que me estaba poniendo en un riesgo mayor. Por ello, este libro trata de cómo convivir con uno mismo o, al menos, de cómo yo lo logré. Y obviamente, hablará de la fibromialgia, la enfermedad crónica y autoinmune que padezco. Eso sí, no abordará su vis médica, sino cómo se desarrolló en mí, y cómo afectó a mi entorno personal y especialmente al político, siendo objeto en múltiples ocasiones de incomprensión y de ataques, hasta que hacerlo público supuso una liberación que en ningún caso me hizo sentir más débil. Afortunadamente, en la actualidad, a pesar de padecer esta enfermedad, he aprendido a gestionar mi salud adecuadamente, lo que me permite llevar una vida prácticamente normal, incluso mejor que antes, ya que sé cómo cuidarme. Sin duda, mi calidad de vida ha mejorado y esto ha sido consecuencia de lo aprendido a lo largo de estos años.

La fibromialgia se incorporó en 1992 al catálogo de enfermedades de la OMS. Afecta a más de un millón de personas en España, el tres por ciento de la población, en especial a las mujeres, aunque no se sabe bien el motivo de ello. Tampoco las causas que la desencadenan. Puede pasar de repente. Por un trauma físico o emocional, o bien por una infección que no se cura. Un día empiezas a sentir que te duele todo. No sabes qué te sucede, pero sabes que algo va mal. Es evidente que te está pasando algo, aunque no eres capaz de describirlo. Te duele todo. Intentas explicarlo y te enfrentas a la incomprensión. A quien se lo cuentas no te entiende, no sabe de qué le estás hablando, si es cierto o no. Te callas a ti misma, encierras en tu soledad lo que te ocurre, lo guardas solo para tus adentros. El dolor te arrastra, te agota. El dolor te aflige, te entristece. El dolor te gana. Antes podías con todo, ahora apenas llegas. Sigues sin saber por qué. Nadie te responde. Nadie te explica. Lo peor es que no te creen. Te juzgan. Pero tú lo padeces. Lo estás viviendo. Te está condicionando la vida.

Sentir dolor sobre los llamados puntos gatillo es el primer paso de la exploración que realiza el reumatólogo para valorar la enfermedad. Al ejercer una presión sobre ellos te duele, no es solo una molestia. Este es un modo para clasificarte como posible paciente. Son un total de dieciocho puntos dolorosos por todo el cuerpo. Cuando el dolor aparece en más de once, el diagnóstico llega. ¡Por fin! Sin embargo, esta prueba no mide los niveles de dolor. Solo apunta que existe. Pero el dolor no es el único síntoma. En mi caso, lo peor es la falta de sueño. El insomnio irredento…

Volviendo al principio, la fibromialgia explica cómo pude convertirme en protagonista inconsciente de lo que estaba viviendo en primera persona. Esos años pasaron veloces y yo cabalgaba sobre ellos sin mirar hacia mí ni preguntarme cómo me sentía realmente. El afán de supervivencia me indicaba que ignorar mis achaques físicos era mejor que perder la oportunidad de estar en un momento profesional de éxito. Pero como aseguraba Ortega y Gasset, la realidad ignorada prepara su venganza. Y ahora puedo darme una respuesta sobre el hecho de haber ignorado mi enfermedad a base de vivir medicalizada sin control. También ahora ha llegado el momento de detenerme a analizar lo que han supuesto estos años como política en activo, como portavoz del Partido Popular y miembro de la dirección nacional, un lugar que a veces pensé que no estaba hecho para mí y otras me demostró lo ingrata que puede llegar a ser la vida en la política. Creo en la honorable labor del servidor público. La oportunidad de haber estado en primera línea, pudiendo influir, decir y hacer lo que consideraba mejor para la sociedad española en momentos que han resultado claves de la historia reciente ha sido, desde luego, un privilegio que agradeceré siempre. Y sí, lo volvería a hacer, pero esta vez teniendo presente lo que el tiempo me ha enseñado y que forma parte de ese tesoro al que me aferro en mi memoria. Ahora sé cómo sobrevivir también a ese dolor.

Lucía Méndez me preguntó una vez qué es lo que había aprendido de estos años, lo que más me había ayudado para estar en la llamada «pomada política». Estábamos en una comida de periodistas, de las que con cierta periodicidad se producen de manera distendida para que nos conozcan más allá de la relación profesional y tratar temas de actualidad que les interesen o que les ayuden a comprender la situación fuera de las directrices diarias del mensaje del partido. Era, recuerdo, en un restaurante asturiano cercano al Congreso de los Diputados. Me acompañaba también la jefa de prensa del PP, Marilar de Andrés. Por entonces aún gobernaba Mariano Rajoy y yo ya me había acostumbrado a los palos de la Villa y Corte. Tras una pausa para pensármelo, dije: «A no ser una ingenua». Marilar asintió y Lucía aseveró: «Tienes razón, una gran lección. No debes serlo para sobrevivir en este mundo». Ahí ya me había dado cuenta de que lo que yo consideraba una pasión basada casi en una obligación moral, la de implicarme en política a través de un partido, era un terreno pantanoso, lleno de satisfacciones, pero también de crueldad.

Defenderé siempre que trabajar al servicio de lo público merece la pena. La inmensa mayoría de las personas que nos dedicamos a la política nos esforzamos por aportar valor y bienestar a nuestro país. Si las cosas se hacen bien, si se toman en serio, si se trabaja, si se cree en un proyecto y se defiende porque entiendes que busca el bienestar de la sociedad y la prosperidad de España, la política merece la pena. Pero el sistema es corrosivo y quema a la velocidad del rayo. Los que, como yo, creíamos que con una flor en la mano bastaba para hacerse un lugar acabamos por darnos cuenta, a base de realidad, de que en la otra debíamos tener guardado y a punto un florete con el que defender nuestro espacio de subsistencia. Porque el poder te abraza, te seduce, te escucha. Pero también sabe que puedes dejar de serle útil, de interesarle y que al final todos estamos de paso.

Pienso en esos políticos con los que empecé y que, de serlo todo, han acabado expulsados y fuera del ruedo político. Ya no solo aspirantes brillantes, como Albert Rivera e Inés Arrimadas, salidos como yo de las tertulias catalanas. También voces truncadas a su pesar por avatares del destino y que podían haber ocupado las más altas cotas de poder, como Eduardo Madina o Pablo Casado. Por no hablar de cómo aquellos que venían a asaltar los cielos acabaron por asaltar su propia casa, como Pablo Iglesias, Carolina Bescansa o Teresa Rodríguez. Todos ellos tienen en común que empezaron su andadura en el año 2015, igual que yo, pero ninguno de ellos sigue ya en política de partido ni institucional. Sin embargo, estoy segura de que para el conjunto de la sociedad son algunos de los nombres más conocidos y reconocibles de nuestra política contemporánea. ¿Qué les ha pasado entonces para no seguir con su trayectoria? ¿Fueron demasiado ingenuos? ¿Dejaron de ser útiles? O simplemente, como le ocurrió en el año 2023 a la joven primera ministra de Nueva Zelanda, Jacinda Ardern, dejaron de tener la energía suficiente para seguir en esta liza permanente.

Como empezaba diciendo, este es un libro de descarga de unos años que viví a todo meter. Yo me lo exigí a mí misma y también me lo exigía el entorno. Para ser justa, los disfruté. Pero ahora ha llegado el momento de recuperarlos como instantes únicos, de sostener su fotograma en pausa para darles la complejidad que se merecen. Y es también un relato para escuchar, como entonces no hice, a una vida, la mía, que me pedía detenerme para sobrevivir.

2013

CONVIVIR CON LA TRISTEZA

Llevo diez años en tratamiento por depresión, lo que me ha hecho perder perspectiva sobre si realmente estoy deprimida, si es una de las consecuencias típicas de la fibromialgia o es que soy una persona triste por naturaleza. Y es que las razones que llevaron al primer médico a darme la receta para el combo de sertralina y diazepam no son las mismas que las de los sucesivos médicos a los que he acudido. También fueron cambiando los nombres de los medicamentos y las dosis: venlafaxina, Brintellix, duloxetina, Rexer, Tryptizol. Pero desde hace una década, el diagnóstico es el mismo: la medicalización de la normalidad, esto es, vivir medicada.

En un episodio de la mítica serie *House* (temporada 5, «Un dolor de tres pares»), en el que el paciente sufre fuertes dolores y el equipo médico maneja la fibromialgia como posible diagnóstico, se establece este diálogo: «Querer librarse del dolor no implica enfermedad mental. (...) El perfil médico muestra un celo excesivo por su salud física.

Duerme mal, se levanta de la cama…», dice alguien del equipo. Ahí es cuando nuestro antipático doctor adicto a la Vicodina responde: «No le duele porque esté deprimido, está deprimido porque le duele».

Lo curioso del asunto es que la primera vez que fui a la consulta del doctor de medicina general en mi centro de salud, el correspondiente a mi domicilio familiar en Barcelona, yo estaba triste por una ruptura sentimental, que por supuesto no tardé ni unos meses en olvidar. No ocurrió igual con la relación que se ha convertido en la más estable de mi vida, la que mantengo con los inhibidores de la serotonina. Si bien es verdad que en varias ocasiones a lo largo de este tiempo me planteé si era necesario o no seguir tomando estas pastillas, cuando en el año 2020 me diagnosticaron fibromialgia, se convirtieron en parte de la necesaria medicación que me mantiene estable entre los distintos brotes que la enfermedad me puede hacer sufrir. Es una medicación basal para estar bien.

Desde esa tristeza romántica, pasando por los episodios de ansiedad causado por el estrés que padecí en mis primeros tiempos en Madrid y acabando con el tratamiento de base que tomo actualmente, me he preguntado qué demonios es la depresión, igual que los peces se preguntaban qué es el agua en el famoso discurso de David Foster Wallace. He acabado por convencerme de que sin la ayuda de la medicación no sería humanamente capaz de encontrarme segura. O que tal vez no sepa por mí misma cómo sobrellevar la vida sin caer en la desazón, la angustia y la frustración. Convivir con la tristeza es como nadar en la pecera. Dentro, subsistimos, pero desconocemos qué es lo que habita fuera de ella. ¿Será la felicidad? La mujer del escritor de *La broma infinita* se marchó una tarde tranquila de su casa, ya que su marido había ido al quiropráctico, y como explicaría más tarde: «Uno no va al quiropráctico si está pensando en suicidarse». Pero cuando su esposa se marchó, Foster Wallace le escribió una carta, cruzó la casa hasta el patio trasero, se subió a una silla y se ahorcó. Había demasiada agua dentro de su pecera como para descubrir la manera de salir de ella y estando ahí metido él pensaba cada día cómo sería nadar en el mar.

Y es que aquí está la disyuntiva con la tristeza: puede convertirse en nuestro hábitat normal, en el que sentirnos cómodos sin querer salir a pesar de tenernos apresados en un entorno muy pequeño y limitante, o bien podemos estar en ella sabiendo que hay que darse prisa por salir de ahí para gozar de la libertad y la felicidad, porque en ausencia de esa tristeza podremos disfrutar de nuestra vida. Aunque por lo general nadie quiere convivir con la tristeza, como nadie quiere pasar un invierno con el frio calándole en los huesos. Ahí intervienen los antidepresivos, como si fueran abrigos y mantas con las que cubrirnos, pero que no cambian el hecho de que sin ellas sentiríamos las bajas temperaturas en nuestras carnes. El cuerpo nos avisa con la sensación térmica de frío para que nos abriguemos como si fuera una alerta para no morir dulcemente congelados por hipotermia. Por lo mismo, cuando sentimos tristeza podría ser un aviso de que alguna agresión externa está afectando a nuestro estado de ánimo hasta poder provocarnos una depresión. O quizá se trate de un hecho que nos da pena, pero también puede venir generado por no poder con todo lo que acarreamos, como la presión, la tensión, el estrés… Esto nos lleva a una sensación de frustración, de vacío, de no estar viviendo la vida por nosotros mismos.

La fibromialgia ha sido relacionada con múltiples problemas psiquiátricos, y el más frecuente es la depresión. Algunas investigaciones médicas consideran que se trata de una variante de un desorden depresivo primario. Así que ahora sé que de lo que mi cuerpo me estaba alertado con esa sensación de angustia o desconsuelo que no podía controlar era de que la enfermedad estaba haciendo acto de presencia. Esto se producía a la vez que yo sentía que mis objetivos vitales se iban cumpliendo y estaba satisfecha por ello. Sin embargo, nunca se analizaron en profundidad las causas, sino que siempre se dio por hecho que yo no podía sobrellevar de una forma *natural* las circunstancias profesionales de mi vida y que por ello había que ayudarme con antidepresivos que iban a ser el agua en la que poder nadar. Escuché decir una vez a mi médico: «Pero si tú eres Andrea Levy, ¡cómo no vas a estar con ansiedad!».

Ahora, sin embargo, sé de la importancia de tratar esta enfermedad desde sus estadios precoces, cuando empiezan a aparecer las disfunciones, no esperar a que el paciente se discapacite del todo. Aunque tuve suerte. A pesar de no contar con un diagnóstico certero hasta el año 2020, una vez llegó, conseguí a través de un tratamiento multidisciplinar entre reumatólogo, neurólogo y psiquiatra abordar los síntomas de dolor y las disfunciones asociadas. Por ejemplo, los efectos secundarios provocados por la excesiva medicación: fatiga intensa, alteración del sueño, depresión, ansiedad, lentitud mental, rigidez o hipersensibilidad al contacto.

Ese año 2013 supuso para mí tomar una decisión trascendental. Después de haber conseguido entrar a trabajar en el despacho de abogados Uría Menéndez y tras enfocar mi carrera universitaria a conseguir ese propósito, me decidí a dejarlo. Mis compañeros me despidieron con la extrañeza de ver a quien emprende un retiro chamánico, más o menos. ¿Quién podía abandonar un estatus profesional así para dedicarse a la política? Y además hacerlo siendo del Partido Popular en Cataluña. Hasta la fecha no había pasado de ser una mera afiliada seducida por el proyecto político del entonces dirigente Josep Piqué. Pero ese año empecé a involucrarme cada vez más, ya que, tras las elecciones catalanas anticipadas de 2012 —previa llegada de Artur Mas al Parlament en helicóptero para aprobar unos presupuestos— el acuerdo alcanzado entre CiU y ERC, el llamado Pacto por la Libertad, suponía a mi entender una hoja de ruta en firme para alcanzar sus objetivos independentistas. En ese documento puede leerse nítidamente cuáles eran los acuerdos y cómo iban a conseguirlos paso a paso. Eso me hizo sentir una llamada a la acción, a querer advertir con mi trabajo y con mi voz de las consecuencias de esa deriva.

Alicia Sánchez-Camacho me ofreció entonces formar parte de su gabinete y me puso un despachito cerca del suyo al que acudía diariamente. Fue ahí donde redacté una veintena de informes de seguimiento de lo que estaba sucediendo, junto a Enric Millo y Alicia, que supuestamente llegaban a las altas esferas de la Moncloa y de Génova. Gracias a amigos en común dentro del partido, conocí a unos jóvenes asesores del gabinete del presidente del Gobierno, con los que periódicamente mantenía intercambio de correos electrónicos e información sobre la situación política. Eran Abelardo Bethencourt, Andrés Medina e Ignacio Peyró, tres personas que luego se convertirían en clave para mi trayectoria. A ellos hacía llegar de forma no oficial mis opiniones y análisis de cómo iba evolucionando lo que en toda regla iba cogiendo la forma de ser un pulso al Estado. Por entonces, sin embargo, nadie podía imaginar que Mas, ese Kennedy catalán, ese nacionalista apuesto y de derechas que tan cercano resultaba a las elites madrileñas, iba a llegar hasta las últimas consecuencias. Ello suponía que las consideraciones que se hacían por parte de los portavoces del PPC a la dirección nacional del partido cayeran en saco roto, como meras exageraciones o alarmismo innecesario.

Al revisar ahora todas las notas que se enviaron de 2013 a 2015, y que conservo en mi archivo, tengo la sensación de que, si las leyeron, desde luego no se las tomaron, quizás, con toda la seriedad debida. Entre los documentos enviados había análisis de los discursos parlamentarios de Artur Mas, propuesta de estrategias para implementar por los ministerios en Cataluña, descripción de cómo funcionaban las distintas asociaciones que daban soporte al independentismo —como la ANC u Òmnium—, ideas para el relato sobre la acción del Gobierno de España y para contrarrestar la desafección, así como un plan de capilaridad de actuaciones concretas, notas explicativas sobre los distintos organismos creados para cimentar la independencia o medidas legislativas que iba aprobando la Generalitat. Abruma ver frases que contenían esos papeles, como esta: «El Gobierno de CiU en Catalunya está día a día conceptualizando, planificando, impulsando, dirigiendo y ejecutando el proceso independentista más radical de la historia democrática de nuestro país. Por este motivo es necesario que el Gobierno de España integre en su día a día mensajes y actuaciones encaminados a desactivar esta situación y a reforzar el proyecto compartido de España para los catalanes».

Me sorprende, al releerlas ahora, con qué clarividencia predijimos entonces cómo fueron sucediendo las cosas. Por mucho que algunas de las mentes pensantes de Madrid dijeran que iban de farol, los independentistas no engañaban a nadie y no escondieron lo más mínimo sus pretensiones. Esto no fue un arrebato ni algo precipitado ni espontáneo. Fue planeado y premeditado durante muchos años, una lluvia fina del nacionalismo desde los tiempos de Pujol para crear la desafección hacia «lo español» en Cataluña. También tuvieron culpa de ello las reiteradas cesiones a cambio de votos para retirar las estructuras más básicas del Estado. Cuando el maldito 1 de octubre de 2017 miles de españoles contemplamos cómo la Policía Nacional tenía que irse de las calles y plazas de muchos municipios de Cataluña, acorralados e insultados por ciudadanos catalanes, la magnitud de la tragedia ya estaba consumada y a nadie que hubiera tenido o tuviera cargos en el Gobierno debía de pillarle por sorpresa. Es lo que se había auspiciado con años de conllevancia e incomparecencia. Una batalla tras otra, ganadas todas a base de silencios más o menos cómplices. Más adelante tendré ocasión de hablar sobre ello, eso sí, cuando ya era demasiado tarde.

Además de mi labor de asesoramiento en el PPC, empecé a colaborar en programas de radio y televisión, como RAC1 y TV3, y a escribir artículos para *El Mundo*. Me gustaba la comunicación desde siempre. De hecho, había sido una de las presentadoras de la modesta radio interna de mi colegio. En ese momento, los medios catalanes centraban exclusivamente sus debates alrededor de la cuestión soberanista. Recordemos que ya se había publicado la vergonzosa portada homogénea de los distintos periódicos contra la sentencia del Estatut y el portazo de Rajoy a Mas en septiembre de 2012 por el solicitado Pacto Fiscal. Ese día, por primera vez tras la reunión conjunta, el presidente de la Generalitat rechazó realizar su comparecencia de prensa en la Moncloa y fue con su séquito a la sede de la delegación catalana en Madrid, Blanquerna, cerca de la plaza de Cibeles. Se trató de un gesto para demostrar la ruptura de las relaciones entre ambos representantes, pero, más allá de ese simbolismo, era una declaración de guerra.

Mucho se ha hablado sobre el hecho de que si entonces Mariano Rajoy hubiera dado una salida a Artur Mas en un momento de complicada gestión económica de los presupuestos públicos —marcados por la grave crisis que atravesaba el país— quizá los acontecimientos no se hubieran desencadenado como lo hicieron *a posteriori*.

Lo cierto es que en aquel entonces CiU pactaba con el PPC, su socio prioritario de legislatura, por ejemplo, la supresión del impuesto de sucesiones y donaciones. Incluso la propia Alicia Sánchez-Camacho defendió un modelo de financiación distinto para Cataluña, lo que le valió los ataques furibundos de la prensa de Madrid, que la tildaron de protonacionalista. Se trataba de lograr algo, no ya solo que contentara a Mas, sino que calmara la percepción que estaba calando entre amplios espectros de la sociedad de que existía un maltrato económico hacia Cataluña. Se hablaba entonces del desequilibrio de las balanzas fiscales. Aunque, como luego se comprobó, no eran perjudiciales solo para esa comunidad autónoma, sino también para otras. De hecho, a pesar de la imperiosa necesidad de modificar el modelo de financiación autonómica, que lleva caducado desde 2014, ha sido imposible hacerlo debido principalmente a las tensiones con los nacionalistas catalanes. Eso sí, cada año se aprueba el Cupo vasco en una más que llamativa discreción, curioso.

Sin embargo, más allá de la oportunidad política, creo que para analizar ese día hay que tener en cuenta cuestiones de psicología que afectaban a ambos dirigentes. Ahí, a los pies de la escalinata de la Moncloa, no solo se estaban dirimiendo temas de política económica, sino que influyó una coyuntura que afectaba personalmente a la vida futura de estos dos políticos. Por un lado, el líder del PP, que, aunque había ganado las elecciones generales por mayoría absoluta, estaba pasando por momentos críticos, con el futuro de España precipitándose al borde del rescate y la amenaza de la aparición de los *hombres de negro*. Ese mes de agosto, los españoles, que ya estaban sufriendo todas las medidas de ajuste que ponían en duda la continuidad de la red de apoyo social del Estado, se fueron de vacaciones pensando que a su regreso el país saldría del euro. Rajoy, un gestor serio y riguroso, no podía permitirse esa humillación.

Por el otro lado, Mas era el yerno perfecto de Cataluña, aquel que, tras ser apartado de su trono en la Generalitat por el Tripartit, había regresado a su hogar. Sin embargo, las cosas se le torcieron. Su pacífico reinado se vio truncado nada más empezar debido a la crisis. Cuando yo salía de trabajar en Uría, cuyas oficinas están en Diagonal esquina con la calle Tusset, podía pasar por delante de la casa del President y ver cómo día a día distintos colectivos acudían a manifestarse contra los recortes. Ahí, frente a su domicilio personal, Mas y su familia tenían que soportar la humillación a la que le sometían las distintas proclamas poco decorosas con él. Alguien que provenía de una casta de intocables, de esa escuela del pujolismo donde el partido y el país se entremezclaban, donde Convergencia era una institución más como el Barça o el Grupo Godó, se sentía atacado en su misma residencia de la zona alta, a dos calles del burgués Círculo Ecuestre de Barcelona. Le estaban dando donde más le dolía: en el honor.

En esa escalinata se encontraron dos hombres en apuros, pero cuyos destinos habían estado predestinados para la gloria. El Pacto Fiscal que fue a pedir Mas era en realidad una cuestión en clave política: un salvavidas para él. Si lograba ese compromiso, regresaría a casa con el llamado *peix al cove*, que podríamos traducir como pájaro en mano, una suerte de botín con el que se podía haber dado por satisfecho para seguir aguantando la presión a la que se veía sometido por sus conciudadanos. Hubiera sido una simple palmadita en la espalda para que el héroe no flaqueara y resistiera las barricadas sociales instaladas en el 15M de la plaza Cataluña. Mas quería ganar tiempo, ya que sabía que los términos de esa negociación no iban a ser sencillos. Había que pactar y concretar su oferta, pero Rajoy no le concedió esa patada para adelante. No estaba su cabeza para caprichitos. Un alto cargo de su gabinete me describió en estos términos esa reunión: «Esto es como si en medio del hundimiento del Titanic viene un pasajero y le pide al capitán si le puede servir un cóctel en la popa del barco. Todos achicando agua desde la proa para no naufragar y este sin darse cuenta de nada». No le faltaba razón, la situación para el Gobierno de España no estaba para enredarse en peticiones de los nacionalistas mientras tenían que mandar el memorándum a Bruselas para evitar el rescate.

Sin embargo, en mi opinión, la cuestión se manejó pensando que Mas iba a dar la batalla por perdida y disciplinadamente regresar al redil. Lo que pasó fue lo contrario. Se sintió despreciado y ese cabreo porque no le dieron una salida digna fue el inicio de una deriva cuyas consecuencias supondrían un verdadero pulso al Estado de derecho, llevándose por delante la convivencia entre catalanes. Pero esta historia se escribirá en páginas venideras. Volvamos por ahora al caldo de cultivo mediático en Cataluña que se propició para trasladar ese sentimiento de hastío con España.

Era habitual en los medios nacionales que se diera cobertura a las distintas tensiones sociales causadas por la crisis económica y las duras decisiones que debía de adoptar el Gobierno. En los debates políticos televisados, entonces en un incipiente auge, aparecían representantes de la Plataforma Antidesahucios (PAH, de la que Ada Colau era su cara visible) y del Movimiento 15M, que tuvo su inicio en las plazas de Madrid y Barcelona en mayo de 2011, cuando Rodríguez Zapatero estaba aún en la Moncloa. Era habitual hablar de recortes, del cierre de empresas, de la prima de riesgo, el paro que llegaba a los cuatro millones de personas, los desahucios... Y de los escraches, ese término que entones estaba a la orden del día y que consistía en acosar, perseguir y amedrentar a políticos, incluso en el rellano de sus domicilios personales. Eran los llamados años de la indignación y del malestar, tal y como acuñó con acierto José Luis Pardo.

En esos debates televisivos empezaron a sobresalir una serie de jóvenes que estaban presentes tanto en Intereconomía como en La Sexta o Cuatro. Salidos de la Universidad Complutense de Madrid, estaban lejos aún por aquel entonces de formar un partido político. Eran desencantados de izquierdas y de los años del gobierno del PSOE. Aportaron una forma distinta de comunicar, de intervenir en estas tertulias, sin la rigidez de las consignas partidistas ni el corsé de haber gobernado. Estaban en todas partes y, de entre todos ellos, sobresalía uno, que es el que el lector estará imaginando: Pablo Iglesias. Aunque es cierto que el tiempo acabaría situando al dirigente de Podemos fuera de todos sus cargos, por aquel entonces, más allá de compartir sus postulados, se ganó un puesto en todos los platós por sus habilidades dialécticas, muy especialmente, por cierto, en los del grupo Atresmedia, el mismo que posteriormente acabaría tildando de «cloacas del sistema». Pero por aquel entonces se trataba del «azote de la casta». Era la voz de una generación que había estudiado mucho, pero no encontraba trabajo cualificado de lo suyo. La voz de los que solo tenían la opción de irse de España, la de los que veían cómo en los distintos sectores resultaba imposible progresar laboralmente a causa del «tapón generacional».

Esta historia, la del 15M, los indignados y Podemos está ampliamente contada en muchos libros, y sabemos que acabó amargamente para sus protagonistas. Lo interesante, sin embargo, es que todo este movimiento no formaba parte del debate político en los medios de comunicación catalanes. Si bien hay que recordar que, en junio de 2011, Artur Mas tuvo que acceder al Parlament en helicóptero para aprobar unos presupuestos que contenían recortes, y que una serie de jóvenes se organizó en guerrilla para impedir que los diputados entrasen de forma normal, incluso agrediendo a varios de ellos. O cómo el 27 de mayo de 2011 se produjo una batalla campal en plaza Cataluña, donde estuvieron acampados varios días los indignados, al igual que en Madrid lo hicieron en Puerta del Sol. Por cierto, hubo un brutal desalojo llevado a cabo por el entonces *conseller* de Interior, el convergente Felip Puig, que se acabó saldando con pena de prisión de dos años y cuatro meses para el responsable entonces de los Mossos. Las elecciones catalanas habían sido en noviembre de 2010 y el gobierno de Mas, que se autodenominó *el govern dels millors*, fue el primero de derechas que empezó a aplicar medidas de recortes. Esto provocó que el movimiento de confrontación se anticipara en Cataluña y estuviese capitalizado por una plataforma política de izquierda radical, la CUP. Así pues, aunque con similitudes, el malestar se presentaba con portavoces y causas distintas a las del resto de España.

Y ahora es cuando vemos algo que podría ser o no coincidencia con lo anterior: Artur Mas convocó elecciones a finales de noviembre de 2012, dos meses después del rechazo al Pacto Fiscal solicitado a Rajoy y ante este clima de tensión social. Pensaba obtener una mayoría absoluta que respaldara sus propuestas, pero, lejos de ello, CiU perdió doce diputados y solo pudo conformar gobierno con el apoyo de ERC. Firmaron un acuerdo de legislatura llamado Pacto por la Libertad, en el que destacaba la convocatoria de una consulta para que Cataluña pudiera decidir su futuro en el plazo de un año. Al mes siguiente, se aprobó una declaración de soberanía que afirmaba que Cataluña es un sujeto político soberano.

A lo largo de todo ese 2013, el *Govern* y los partidos independentistas fueron llevando a cabo trámites legislativos, como la aprobación de la Ley de Consultas, y constituyendo organismos, como el Consell Assessor per a la Transició Nacional, así como conferencias y cumbres políticas en las que se ponían de manifiesto los agravios del Estado con Cataluña. El año terminaría con el Acuerdo para la celebración de un referéndum. Artur Mas compareció institucionalmente en el Palau de la Generalitat, acompañado de Oriol Junqueras (ERC), Joan Herrera (ICV) y David Fernández (CUP), para anunciar el acuerdo de celebración de una consulta destinada a decidir el futuro de Cataluña el 9 de noviembre de 2014. Los socialistas catalanes no se quedaron al margen de todo esto. El PSC presentó una declaración que instaba al gobierno catalán a iniciar un diálogo con el Gobierno de España para hacer posible la consulta y votaron a favor CiU, ERC e ICV. Fue en esas elecciones donde se produjo el primer gran salto electoral de Ciudadanos, entonces un partido exclusivamente catalán, cuyo líder era Albert Rivera, que ya aparecía con ropa en los carteles electorales, y que consiguió triplicar su representación en el Parlamento de Cataluña, pasando de tres a nueve escaños. El PPC obtuvo su mejor resultado: diecinueve escaños, uno más que en las elecciones anteriores.

A partir de todo lo anterior, se entiende que los medios catalanes, principalmente los del Grupo Godó y los públicos, dejaran de hablar de la crisis económica que azotaba a los ciudadanos, pero cuya prioridad había pasado en la agenda política a un segundo plano. Soberanía, derecho a decidir, consulta, referéndum y ruta hacia la independencia eran los temas que ocupaban entonces horas y horas de debate. Así, los portavoces de las plataformas sociales dieron paso a tertulianos eruditos del independentismo. El oasis catalán quedó de esta forma al margen de lo que sucedía en el resto de España y los términos de la conversación se fijaron desde la Generalitat para eludir sus responsabilidades de gestión. Se configuró un escenario en el que políticos y periodistas solo hablaban ya en función de si eran o no indepes. Y si no eras indepe, pasabas a ser unionista. La verdad es que yo nunca pensé en mí bajo el letrero luminoso de unionista que me colocaron en las tertulias a las que acudía en RAC1 o TV3. Sin embargo, fui compelida a formar parte de esta cuota. El individuo político, yo en este caso, en Cataluña tenía que asumir un rol como parte de una reacción que ayudara a distinguir a unos de otros. Así es como se fraguó la división social en un ejercicio que implicaba las bajas pasiones, los sentimientos y muy frecuentemente el odio. Yo, yo misma, como colectivo. Yo, Andrea Levy, unionista.

Cualquier conflicto necesita previamente definir a sus partes. Saber quiénes son los nuestros y quiénes son los otros. El hecho de establecer colectivos ayuda a conformar los conceptos de mayoría, pertenencia y, muy especialmente, de otredad. La antropología social y cultural abordó en el siglo XIX la alteridad cultural y social, desarrollando teorías sobre la importancia de la existencia ajena (el otro) para articular la existencia propia (nosotros). Por ello, la otredad está muy ligada a la noción de identidades nacionales. En un sentido filosófico, Hegel afirma que, cuando se perciben diferencias entre tú y el otro, se crea un sentimiento de alienación que se intenta resolver mediante la síntesis. El francés Sartre, por su parte, nos dirá que «el infierno es la mirada del otro». La otredad actúa como estrategia conceptual limitadora, como frontera interior colectivizadora. En la otredad no existe el individuo, sino cuatro paredes en las que la admisión se determina mediante una serie de apriorismos segregadores.

Sin duda, era importantísimo tener voz en esa contienda. No se podía desaparecer de los medios catalanes porque renunciar a ese espacio era acallar a una parte de la sociedad que necesitaba argumentos ante una supuesta homogeneidad de pretensiones que lideraban la mayoría de los partidos políticos, incluso el PSC. Y, sobre todo, en ese año, el Estado no contrarrestó ninguno de los mensajes ni afirmaciones de agravios que se trasladaban de forma oficial desde el *Govern* de Mas. Como, por ejemplo, cuando el ejecutivo catalán aprobó un documento de cincuenta folios que recogía los supuestos agravios del Gobierno central hacia Cataluña: desde las deudas computables (9.375 millones de euros) hasta las decisiones que, de una u otra manera, habían minado la capacidad de actuación de la Generalitat los últimos años. Nada de ello fue replicado. Era 2013, había otras prioridades que atender y además nunca se pensó que Artur Mas, que la CiU con la que tanto se había llegado a acuerdos y pactado en el pasado en Madrid, ahora se decidiera a tomar decisiones al margen de la legalidad. No se valoró adecuadamente que la inacción solo hizo crecer al monstruo hasta que fue demasiado tarde. Una gran mayoría de catalanes ya había comprado su discurso y estaba convencida de que para vivir mejor era necesario la separación de España. Como se acuñó entonces, se había pasado de pantalla.

Agradezco la oportunidad que me brindaron especialmente Jordi Basté y Josep Cuní de ser colaboradora de sus programas. Fue una escuela. Compartía micrófonos con los grandes nombres del periodismo de Cataluña, que se alineaban según estuvieran recibiendo consignas de Convergencia o de Esquerra, como Francesc Marc Alvaro o Pilar Rahola. Se trataba de una cuestión de matices sobre quién era más atrevido en los términos de cómo se tenía que producir el referéndum. Pero, además de los veteranos, también una nueva generación de voces independentistas tuvo su espacio en los medios. Es curioso, sin embargo, que ninguno de estos participó en medios de alcance nacional para hablar entonces de lo que ocurría en Cataluña y no fue hasta pasado el 1 de octubre cuando les llamaron de La Sexta como colaboradores, lo que confirma que durante estos años este asunto que ahí monopolizaba toda la conversación solo tenía alcance dentro de los medios catalanes.

Estos debates suponían un fuerte desgaste emocional y sus consecuencias eran incluso físicas. No resulta sencillo participar en una discusión en la que los distintos contertulios aportan información y elementos diferenciadores a un tema ante el cual el único argumento que tú tienes es negarlo. Por ejemplo, si de lo que se discutía era sobre los detalles de los términos en los que se estaba desarrollando la tramitación de la Ley de Consultas, yo solo podía decir «no se va a celebrar». Eso sí, con la confianza que da saber que tienes a toda la supermaquinaria del Estado de tu parte. Mis opciones en ese lugar eran escasas, además de encontrarme en clara minoría cuando no en solitario. Tenía la sensación de estar librando una importante y necesaria batalla, pero como Leonidas, con medios insuficientes para llegar a ganar ante el poderosísimo rival. Además, como opera todo nacionalismo, estar fuera de su club suponía una muerte civil y social. Ser por aquel entonces una voz discordante de las bondades y el paraíso que prometían los independentistas era convertirte en un paria, en un ser antipático, crispado, con menor inteligencia y, en especial, mal catalán. Peor aún, anticatalana. El objetivo era hacernos pasar la vergüenza de sentirnos extranjeros en nuestra casa, ajenos a la conversación, despreciables a los ojos de la opinión pública.

Recuerdo un artículo publicado en *La Vanguardia* en el que Pilar Rahola tildaba a Alicia Sánchez-Camacho como «señora de barra de bar de carretera».Yo experimenté cosas parecidas. Tratos vejatorios que estaban permitidos hacia las que no formábamos parte del paisaje nacionalista. El clima de animadversión que se generaba hacia mis participaciones televisivas o radiofónicas era muy duro de soportar. Aparte de los insultos y las descalificaciones que llegaban por redes sociales, el clima dentro de los platós tampoco resultaba mucho más agradable. Era un enemigo que batir, apalear, derrumbar emocionalmente. En una ocasión tuve un duro encontronazo con el economista Xavier Sala i Martí, quien me espetó que yo no podía entender nada por ser del PP. Su agresividad era tan grande que acabé por levantarme de la silla mientras le decía «tú lo que eres es un chulopiscinas». Fue tal el altercado, que por la tarde me llamó otro de los tertulianos del programa, Xavier Sardá, que iba un día distinto al mío. Me dijo: «Si tú dejas la tertulia, yo también me planteo hacerlo, no puedo más con las broncas de Pilar Rahola».Al final, intervino hasta el director de la empresa para alcanzar la paz. No se podían permitir tampoco la ausencia de voces discordantes.

Más allá de las consideraciones políticas y sociales de todo ello, en lo personal aprendí de forma abrupta lo que significaba ser conocida o, mejor dicho, reconocida. Añadida a la tensión que ya de por sí se vivía fruto del fragor del debate, estaba poco a poco experimentando el hecho de que me reconocieran públicamente por mi participación en los medios. Y, teniendo en cuenta que no vivía en un entorno precisamente favorable, sentía que ese conocimiento no hacía otra cosa que perjudicarme, cuando no ponerme en cierto peligro. Recuerdo en una ocasión entrar en un restaurante de la parte de arriba de la calle Casanovas de Barcelona; al ir a sentarme, un señor de la mesa de al lado empezó a gritar y hacer ademanes hacia mí. Mi presencia en ese lugar no le era grata. Yo me sentí avergonzada por hacerle pasar ese mal rato a la persona que me acompañaba. Porque eso es lo que querían que sintieras, vergüenza. Cada semana, al terminar mi intervención en *El Món a RAC1,* recibía muchos comentarios inflamados de los oyentes y lejos de ser personas ocultas en el anonimato, se trataba de nombres que me eran conocidos: una compañera del colegio, un médico que había tenido, una exjefa del trabajo… Existía, por tanto, una barra libre de ataques hacia los que no comulgábamos con el mensaje de la oficialidad.

Ese desgaste hacía mella. Yo acababa de dejar una carrera profesional que, aunque no ajena a la presión que supone ser abogado júnior en un gran bufete, no estaba sometida a este nivel de escrutinio público. Nadie te prepara para eso. Para que tu vida se someta a la opinión de cualquiera y, sobre todo, como mandan los nuevos tiempos de las redes sociales, a que la puedas recibir de una manera tan directa y descarnada. Por mucho que tengas confianza en ti misma y convicción en tus argumentos, recibir tantos comentarios despectivos no era agradable para alguien que estaba empezando y que además no tenía del todo claro hacia dónde le llevaba esa vocación. Y, por descontado, era más complicado para una mujer joven como yo. De hecho, lo difícil era encontrar mujeres que intervinieran en los medios de comunicación por aquel entonces. Diversos estudios apuntaban a un déficit de participación de mujeres en los programas de debate televisivo. Esto tenía que ver con dos motivos principalmente: el primero, que las mujeres se sentían más inseguras que los hombres a la hora de exponer públicamente sus ideas; y el segundo era el temor a que se las juzgara también por su físico, cosa que inevitablemente pasaba. Pocas se atrevían a dar el paso. Y las que lo hacíamos soportábamos una importante presión sobre nosotras, algo a lo que anteriormente no me había sometido, como leer comentarios sobre mi aspecto o sobre mi forma de vestir.

De nuevo, por mucho que te convenzas de que lo que digan los demás está de más, no puedes evitar que en parte te condicione, cuando no te afecte o directamente te acompleje. Esta es una cuestión que yo he tenido que sortear a lo largo de mi trayectoria y no siempre ha sido fácil, más aún cuando se han vertido comentarios muy hirientes. Esto no hizo más que empeorar con la enfermedad y los tratamientos que tuve que tomar para paliar sus efectos. Algunos tenían como efectos secundarios claras consecuencias físicas, como engordar. No soy ingenua, sé de la importancia de la imagen en los políticos, que es una impresión personal que transmitimos y por ello debemos cuidar. Pero soportar tantos comentarios a tu alrededor sobre tu cuerpo acaba teniendo un impacto emocional en tu autoestima y en lo segura que te sientes a la hora de hablar en público. Y eso no siempre puso fácil que las mujeres se animaran a participar en las tertulias televisivas, cosa que por suerte ha evolucionado. Además, la vergüenza ha ido poco a poco cambiando hacia el lado del que te critica.

Es verdad que disfrutaba debatiendo y me gustaba el ejercicio intelectual de preparar las tertulias investigando datos o leyendo teoría jurídica y política. Pero no es menos cierto que eran espacios donde solía encontrarme sola frente a varios opinadores independentistas, en una relación de fuerzas completamente desequilibrada para poder contestar adecuadamente. Me defendía, por supuesto, tanto como podía, y lo hacía en especial tirando de las mejores formas y del sentido del humor. No perder la sonrisa y la simpatía era clave, ya que era justo lo contrario de lo que se buscaba: sacarme de mis casillas, que gritara y acabara amargada. Así se acabó creando un cierto estereotipo de tertuliano unionista cabreado. Pero mi imagen chocaba con lo que se suponía que debía de representar. Siempre buscaba la complicidad, la atenta escucha y acabar amistosamente con mis adversarios dialécticos, lo que no fue sencillo. En ese tiempo entablé ciertas relaciones de amistad con algunos de ellos que me permitieron aproximarme mejor a su pensamiento. Nunca he negado al otro que piensa distinto a mí. De hecho, siempre me ha interesado escucharle y hasta poder llegar a aprender de él, que no es lo mismo que compartir los postulados. Esta siempre ha sido una constante en mi vida. La curiosidad por saber más, por conocer mejor, por llevarme un aprendizaje de todo lo que me rodea.

En la Barcelona en la que crecí nunca tuve conciencia de dos almas, de dos realidades contrapuestas. Hasta ese año, mis amigos o mi entorno no se habían significado por un nacionalismo catalán excluyente. Se votaba a CiU porque era el «partido de casa», el catalán o el de derechas, pero nunca traté con gente que me dijera abiertamente que no se sentía española hasta ese momento. Había lugares en Cataluña que eran más independentistas, más de Esquerra Republicana. Sí se veían a veces banderas esteladas en los pueblos del interior, pero eso no era mayoritario, ni lo que se vivía en la capital, que si de algo había padecido era de los radicales antisistema, como los antiglobalización o los que quemaban la ciudad durante las huelgas generales.

Esa gente a la que conocí entonces y con los que compartía tertulias llamó mi atención por su visión sobre una Cataluña oprimida, coartada en sus capacidades y tratada como una colonia expoliada. Me sorprendía que albergaran esas ideas de rechazo y odio hacía el país del que formamos parte, que decían que no era el suyo. Era más que una cuestión de financiación autonómica, de convivencia lingüística o de arraigo cultural. Les iba su vida en ello y su existencia solo se entendía por defender esta causa política. No se trataba de una cuestión que pudiera sustentarse solo con los argumentos objetivos de la legalidad o con la racionalidad de los datos políticos. Estábamos ante un relato emocional y solo desde esa perspectiva podía entenderse. Eso es lo que hacía complejo participar en esas tertulias. Que yo, unionista, no formaba parte del marco mental del debate. Y, lo que es peor, no me reconocían como parte de este debate, aunque por decoro democrático me invitaban a participar.

La libertad, en su sentido más profundo, consiste en situar al individuo por encima del colectivo. Por ello, es una completa equivocación que se colectivice a los ciudadanos en función de sus sentimientos. Es, de hecho y como se ha podido comprobar, un caldo de cultivo peligroso que solo puede desembocar en resentimiento y frustración. El juego de las etiquetas, de las identidades, más aún cuando son colocadas por otro sin tener en cuenta características personales, resulta muy empobrecedor para una sociedad. No quiero pertenecer a una masa que me uniformice, ni quiero deshacerme de mis diferencias. Yo comparto esas palabras de Saramago: «Dentro de nosotros existe algo que no tiene nombre y eso es lo que realmente somos». El ágora política necesita de una razón crítica, diversa, que multiplique *ad infinitum* la pluralidad de opiniones, que haga florecer al individuo frente al dogma. Las sociedades más potentes son las más plurales, las que saben atraer las diferencias, las que han hecho de la diversidad su razón de ser. Así era la Barcelona cosmopolita en la que yo crecí: abierta, dinámica y moderna. Y en esta década, tristemente, cuánto nos la han cambiado…

Me gustaba haber tomado la decisión de implicarme de forma activa en política ese año dejando mi trabajo. Sentía que me importaba mucho lo que hacía como asesora en el PP catalán, en relación con los documentos de análisis del momento político que en 2013 los partidos independentistas estaban iniciando como un desafío al Estado. Y que se contase conmigo como portavoz en los medios de comunicación me resultaba una parte interesante de mi labor. Todo esto me daba una satisfacción profesional, me sentía realizada. Sin embargo, ese año inicié una etapa personal nueva: la de someterme a un tratamiento farmacológico para mejorar mi estado de ánimo. Un desencuentro sentimental me había puesto triste, lo típico. Ahora, mirando hacia atrás, pienso cuánto de innecesario tuvo entonces tomar esas pastillas antidepresivas, ya que no era ese el momento que atravesaba, al contrario.

Recuerdo que a las pocas semanas ya no me inundaba la tristeza. Pero tampoco sabría decir si fue por la medicación o porque la pena con el tiempo se cura. Y tampoco sé ahora con certeza si es que en ese tiempo la fibromialgia había hecho su primera aparición. Recuerdo, eso sí, que empecé también con una serie de fuertes dolores musculares. Para ello, me recetaron el diazepam y el Yurelax. Iba al fisioterapeuta asiduamente, pero no conseguía estar mucho tiempo sin padecer contracturas, que no acertaba a decir cómo me las había hecho. Para esto había una respuesta que funcionaba a la perfección: «estás estresada». O «acumulas mucha tensión». O «pobre, si es que lo de tus tertulias debe de ser durísimo». Y te acabas convenciendo de que tú has decidido vivir así y que no queda otra para seguir adelante que ayudarte de las pastillas, hasta que estas se convierten en parte de tus necesidades básicas. No es un rescate de emergencia. Es un imprescindible. Y, sin darle mucha importancia, sin valorar sus consecuencias futuras, sin saber mucho qué era eso que me habían recetado, encadené mi existencia a cada toma. Ingerirlas era un hábito que, en cierto modo, me tranquilizaba, pero también me hacía sentir culpable. Recuerdo que ese verano mi madre se dio cuenta de que me las estaba tomando mientras pasábamos unos días juntas en Cadaqués. No se lo había contado, ya que no me sentía del todo cómoda explicándoselo. Sabía que estaría en contra, que me diría que yo no tenía ningún problema. Y yo no quería decirle que sí, que lo tenía, que estaba triste y que no sabía por qué, a lo Betty Friedan, aquella feminista que habló de ese sentimiento impreciso de las mujeres que no se sienten plenamente satisfechas con su vida. Mi madre me enseñó a ser fuerte. Ella era de una generación, la de la postguerra, que no lo tuvo fácil. A mí me había criado con todas las comodidades. A sus ojos, yo lo tenía todo para ser feliz.

Cuando en 2020 me dijeron que padecía fibromialgia, no pude sino remontarme a ese momento, al año 2013. El diagnóstico de la fibromialgia supone un camino tortuoso justamente porque desarrollamos síntomas fácilmente compatibles con otras enfermedades. He hablado con pacientes que han estado años dando vueltas entre distintos especialistas y tratamientos hasta que por fin alguien ha atado todos los cabos y, al unirlos, ha podido acertar. Para mí, el llegar a la conclusión de que lo que me pasaba tenía un nombre, que era fibromialgia, fue algo tremendamente liberador. A pesar de que te comuniquen que es una enfermedad crónica y autoinmune, por fin sabes que era eso que no lograbas entender y que te había llevado a pasar tantos años dudando de ti misma.

Los antidepresivos te hacen sentir mejor. Te instalan en una zona de confort. Te dan paz. Pero yo no podía dejar de sentirme atrapada en mi debilidad, la de saber que convivía con la tristeza. Que hiciera lo que hiciera, que mi vida tuviera momentos de placer y satisfacción personal y profesional, no cambiaba el hecho de que la angustia se había instalado a habitar dentro de mí, y que yo desconocía los motivos. Hoy, una década más tarde, me hubiera gustado saber todo lo que ahora conozco sobre mí para haber tomado una decisión más en consciencia. Y pienso que fue un error que con el tiempo he acabado pagando muy caro.

La sertralina empezó a segregar hordas de endorfinas que me mantuvieron fuera de las zonas oscuras y de desolación. A veces pienso si sería capaz de vivir al margen de los estándares de alegría que me proporcionan. Si conseguiría experimentar cierto bienestar sin esta ayuda. Lo que sí sé es que ese año empecé a escribir mi propia historia por decisión propia. Las tensiones en las tertulias de TV3 me iban a parecer bagatelas frente a lo que se me venía encima. Eso en lo político. En lo personal, me esperaba un naufragio.

2014

LA NARCOTIZACIÓN
DE LAS EMOCIONES

Las emociones generadas por nosotros mismos, ya sean fruto del amor, la felicidad o la angustia, son quizá una de las fuentes de distorsión más potentes a la que podemos someternos. Cuando un exceso de sentimientos nos altera, actuamos de un modo diferente por el chute químico que en nuestro organismo se genera, y lo más común es que lo hagamos sin darnos cuenta, de manera inconsciente. Sentir deseo, desesperanza o alivio forma parte, por otro lado, de una reacción que esperamos para tomar decisiones o actuar. Pero la dependencia de estos estímulos, el necesitar los excesos, puede ser parecido a una adicción, creándonos un estado de emodependencia o dependencia emocional. Pensemos en esas personas que conocemos abonadas a la melancolía existencial, al drama en el amor o al estrés laboral permanente. De hecho, para alguien que tanto dejó escrito sobre el consumo de narcóticos como William S. Burroughs, «el amor es el hábito más difícil de abandonar».Yo, que años más tarde estuve enamorada de un yonqui, puedo dar doblemente fe de ello. Más adelante lo contaré.

Uno de los primeros libros que recuerdo haber leído a propósito de la adicción a las drogas fue *Go ask Alice* (*Pregúntale a Alice*), el diario de una adolescente drogadicta. En mi colegio, una de las cuestiones en las que se hacía hincapié por aquellos tiempos era justamente evitar el consumo de estas sustancias. Tema que entonces, a finales de los noventa, junto con el racismo y la anorexia, tenía una especial incidencia juvenil. Fuimos, por cierto, el centro escolar con la primera máquina expendedora de preservativos en un baño de Barcelona, cosa que armó bastante revuelo. También en esos días, la guerra de los Balcanes parecía provenir de una Europa tan lejana como lo es ahora la de la invasión de Ucrania. La ciudad, en su euforia por haberse convertido en epicentro mundial al ser sede de los Juegos Olímpicos de 1992, estaba aprendiendo a vivir mirando hacia la playa y no de espaldas, como había hecho siempre. Esto es algo que descubrimos después de años de condenar a la orilla del mar todo lo que se quería ocultar. Hasta muchas décadas más tarde, en 2010, no se colocó en la Barceloneta, ahí donde los turistas europeos se tuestan al sol sorbiendo mojitos, una placa en recuerdo y homenaje al Somorrostro, un barrio de barracas, donde malvivieron miles de familias que venían a trabajar en busca de prosperidad, originarios mayoritariamente de Córdoba. Muchos de ellos, de etnia gitana, como la gran bailaora Carmen Amaya, llegaron para trabajar en las obras del metro construido con motivo de la Exposición Universal de 1929.

El Somorrostro ocupaba un espacio de algo más de un kilómetro, donde estaban en esos tiempos el Hospital Municipal de los Infecciosos y la antigua Fábrica Lebrón de Gas, y en el que, a mitad de siglo XX, se llegaron a censar más de 2.400 barracas y unas 15.000 personas. Eran chabolas diminutas, encima de la arena, y con el mar inundándolas. Un inframundo a merced de las inclemencias meteorológicas y rodeado por un par de riachuelos, en los que se tiraban los vertidos de las fábricas. Ahí, donde el ser humano perdía toda dignidad, hoy se ha levantado un barrio de pisos de lujo. Antes, a mediados de los sesenta y con motivo de una visita para realizar maniobras militares del dictador Franco, se procedió a derrumbar las viviendas a toda prisa, a hacerlas desaparecer de la vista, para reubicar a sus habitantes en edificios con la chapa de la Obra Sindical del 18 de Julio, en un espacio en la cercana Badalona.

Supongo que por toda esta historia de miserias, durante mi infancia nadie de mi entorno se acercaba demasiado por lo que ahora son lugares *cool* y de lujo. El Raval, el Barrio Chino, el Born, la Barceloneta eran zonas de sombras, los bajos fondos, ahí donde la gente agacha la cabeza al cruzarse con otro. La casa de mis abuelos estaba en un chaflán de L'Antiga Esquerra de l'Eixample y si ya para los que como yo residíamos en la falda del Tibidabo la avenida Diagonal era una frontera divisoria de la ciudad, lo que quedaba por debajo de la plaza Cataluña era, por aquel entonces, casi adentrarse en otro mundo. Sin embargo, mi padre —sin la connivencia de mi madre, eso sí— decidió que tan importante eran para mi formación las clases de inglés, *ballet* o piano como conocer en primera persona todas las realidades de la ciudad. No residir en la superficie ni transitar entre espejos. Sentir el miedo es aprender a reconocer el peligro. A saber ponerse a salvo. Valorar lo que tienes con humildad y generosidad porque identificas tu privilegio, aunque este sea mucho menor que el de tantos otros. Había muchas Barcelona dentro de la ciudad, no todos éramos cosmopolitas y modernos, siendo el paseo de Gracia tan solo un diminuto pedazo idílico.

Los domingos mi padre me llevaba de paseo Rambla abajo, en una especie de iniciación para forjarme en la vida adulta. Solo muchos años después puedo agradecerle que lo hiciera. Esos días me concienciaron sobre la importancia del urbanismo y cómo este marca socialmente a sus habitantes. O cómo pueden los entornos vecinales condicionar a sus residentes, determinando a unos con respecto a los otros. Otro ejemplo fueron los realojos que tuvieron lugar en los años cincuenta de los poblados chabolistas que cambiaron por bloques de viviendas prefabricadas sin ningún tipo de servicios en sus alrededores, como colegios o centros de salud, y que en los ochenta se constituyeron como barrios muchos de ellos marginales, como la Mina, donde nació el Vaquilla. Esto me sirvió años más tarde, siendo ya concejala en Madrid, para llevar diversos programas culturales para jóvenes a la Cañada Real, de los cuales me siento especialmente orgullosa. Y por supuesto, aprendí mucho del lumpen, algo que despertaría mi curiosidad el resto de mi vida, y que siempre provoca risas entre mis amigos. En 2022 conocí a Lucy Santé, una escritora belga-americana que escribió un libro maravilloso titulado *Low Life* (editado en España por Libros del KO con el título de *Bajos fondos*), sobre la planificación urbana y la historia de la ciudad de Nueva York, en especial del *downtown*. Vino a presentar este ensayo sobre cultura *underground* y subcultura urbana en la Fundación Telefónica, y claro, esa tarde todo el público acabó atónito ante nuestra conversación comparando ciudades. Por mis conocimientos de lo marginal, claro.

Así que en nuestros paseos pude coincidir con los que habían quedado atrás, los sin rumbo o los resignados perdedores que prácticamente nunca recorren las calles llenas de luces. Y fue ahí donde por primera vez tomé conciencia de los adictos, los yonquis, los camellos, los muertos vivientes, los funambulistas de la perdición. Lo describe muy bien Burroughs en *Yonqui*: «Uno se hace adicto a los narcóticos porque carece de motivaciones fuertes en cualquier otra dirección. (…) La droga no es un estimulante. Es un modo de vivir. (…) Un hombre podría morirse, simplemente, por no ser capaz de soportar la idea de permanecer dentro de su cuerpo». Este libro, que leí años después, me devolvió imágenes de esos días al lado de mi padre. Recuerdo que me dijo una vez, pasando por los Jardins del Baluard: «Ves, Andrea, esto es lo que le pasa a la gente que se droga; están vivos, pero no son más que espectros bajos el sol». Reconozco que yo lo entendía a medias, no del todo con la cabeza, aunque sí con los ojos.

Todo aquello hizo su efecto y puedo decir que, hasta el día de hoy, por muy próximas que en mi entorno las haya tenido, nunca he sentido un mínimo deseo hacia estas sustancias, al contrario: el más grande de los desprecios. No voy aquí a hacer un juicio de valor hacia quienes, por el lúdico placer, deciden tomarlas, aunque por descontando les aconsejaría que no lo hicieran. Sé que puede llamar la atención decir que no he consumido nunca. Pero lo repito: nunca. Lo más cerca que he estado de saber lo que son ha sido leyendo los libros de Antonio Escohotado, y lo he hecho con gran interés didáctico. Pero siempre he sentido temor de situar a mi cuerpo, a mi mente, en una situación incapacitante, en la que no pueda controlar o dominar lo que digo o hago. Y también, porque pienso que debe ser complicado experimentar una sensación límite sin convertirla en deseable permanentemente, en una adicción al alcance de la mano, es decir, al alcance de una dosis. No puedo abstraerme del recuerdo de esas personas que vi de pequeña, deambulando en los mercados marginales de la droga, como si su cuerpo ya solo fuera una sombra. Me pregunto, ¿cómo alguien puede acabar destrozando su vida por ellas, por más seductor que resulte tomarlas?

Existe una cierta tolerancia lúdico-festiva hacia las drogas recreativas. A lo largo de los años, me he ido dando cuenta de cómo están presentes a mi alrededor y de que la inmensa mayoría no las percibe como un hábito demasiado perjudicial. En mi opinión, no se han llevado a cabo campañas de comunicación institucionales destacables en las últimas décadas abordando el asunto, como las que sí hay con respecto al tabaco o al alcohol, o los anuncios que en mi infancia y juventud me enseñaron que «si bebes, no conduzcas». Recuerdo cómo en mi etapa escolar tuvo mucho impacto el anuncio que utilizó la Fundación de Ayuda contra la Drogadicción de un gusano que subía por uno de los orificios de la nariz y se comía el cerebro, como una metáfora de la cocaína. Sorprende, pero la primera campaña antidroga llegó en 1990. Hasta esa fecha, y a pesar de que la heroína estaba haciendo estragos especialmente desde los años ochenta, entre los jóvenes no hubo unidades médicas especializadas en drogadicción, sino que a los adictos se les internaba en hospitales psiquiátricos, lo que agravaba sus problemas. Sin embargo, quiero dejar claro que mi propósito no es hacer moralina en este punto. No se trata del tema que quiero abordar aquí ni tengo interés en juzgarlo, como ya he dicho. Esta ha sido siempre mi opción personal y solo menciono esto porque ahora tengo la misma opinión de las benzodiacepinas.

Dije al principio de este capítulo que las emociones como la euforia, la ansiedad o el duelo pueden alterar la manera que tenemos de percibir nuestra realidad diaria, y por extensión, nuestra racional toma de decisiones. Hay veces que deseamos no sentir nada, como si de este modo no fuéramos a padecer o pudiéramos dejar de habitar nuestra propia vida. En el libro *Mi año de descanso y relajación*,

Ottessa Moshfegh llama «hibernar» al estado de sueño profundo provocado por un cóctel de benzodiazepinas y que, en cierto modo, su personaje usa como un acto de supervivencia. Cuenta cómo cree que es una manera de salvarse la vida, el pasar días y días durmiendo, una forma de no sentir, mientras se recorre el tiempo material. Hay otra manera de hacerlo. Vivir al límite, más allá de lo que nuestro cuerpo puede soportar.

El dolor físico, sin embargo, es uno de los obstáculos, o un freno, que nos pone nuestro cuerpo para ganarle la partida a nuestra voluntad de colocarnos en una situación extrema mentalmente y no detenernos jamás. Cuando en el año 2014 empecé a notar fuertes dolores que entumecían mi cuerpo, no busqué una causa. Consideraba que era algo temporal por tener muchas cosas en la cabeza, una suerte de peaje que me había autoimpuesto. La adrenalina de lo que estaba viviendo era muy poderosa y conseguía que dejara a un lado cualquier impedimento, por molesto que fuera. Lo que me dolía era consecuencia, pensaba, de la forma en la que había decidido vivir. Siempre con las pilas cargadas, a punto para llegar a un plató, estar radiante, sonriente y aguantar embistes y contratacar. Me sentía responsable del momento político que estaba sucediendo. Necesitaba estar ahí, pendiente de lo que pasaba, escribir, hablar, analizar. Estaba despegando hacia algo más importante en mi carrera. Y tenía que seguir.

Ese año tuvo mucho de montaña rusa de emociones y también tuvo algo de iniciático, ya que, entre las elecciones europeas y la consulta independentista del 9N, comenzó lo que posteriormente iban a ser dos constantes en la actualidad política: el fin del bipartidismo y Cataluña. Pero no solo, ya que ese año también se produjo una de las confesiones que más conmocionaron a la opinión pública y alteraron el estado de ánimo de la sociedad catalana: el comunicado de Jordi Pujol en el cual declaraba que él y su familia tuvieron durante años cuentas en Andorra sin regularizar. Horas antes, uno de sus hijos, Oriol, abandonó la secretaría general de CDC, tras los avances en la investigación del caso de las ITV, por el que fue condenado en 2018 por cobrar comisiones y usar su influencia política para favorecer a empresarios.

A priori, podríamos considerar que se trataba de un simple, entiéndanme, caso de corrupción política, como los que esos años azotaban a los partidos. Uno que además se sabía desde siempre. Formaba parte de la cultura popular catalana, el llamado oasis catalán, por el que «el País, el Partido y Pujol» formaban un todo, vasos comunicantes de lo mismo, también a la hora de hacer negocios. Un rumor que incluso se le había escapado a otro President de la Generalitat, Pascual Maragall, en sede parlamentaria, con su mítico «ustedes tienen un problema y este problema se llama tres por ciento». Pero ni eso había pasado factura. Nada se investigaba, todo estaba en calma en el oasis. Hasta ese mes de julio.

Yo tenía programa de radio en RAC1 y recuerdo perfectamente las caras de abatimiento de periodistas como Francesc-Marc Álvaro, entonces en *La Vanguardia*, hoy di-

putado nacional de ERC. Nadie, digo de ellos, podían
creer no ya que Pujol fuera un evasor fiscal o un corrupto, sino que lo hubiera confesado tan claramente, que se
hubiera expuesto a semejante escarnio, que se autoinfli-
giera este dolor. Porque Pujol era Cataluña y Cataluña era
Pujol. Se trataba de una autoridad más allá de la política,
era un líder moral, con una vida cimentada en el más puro espíritu *montserratí,* esto es, modesto y sin lujos. Era el
seny del buen catalán. Por supuesto, no le culparon de ningún delito más que del de haber obrado siempre en interés de Cataluña. Si acaso, estando tan ocupado como debía
estarlo en su cargo, el de no haber prestado la suficiente
atención a lo que sucedía en su entorno familiar. Y claro,
como era de esperar, empezaron a decir que «la culpa era
de España y de la guerra sucia del Gobierno», y que si
«todo esto formaba parte de un plan urdido por las cloacas del Estado para malmeter contra los catalanes». Y ahora piensen en mí en esa tertulia. Las carcajadas deberían
haber estado garantizadas. No le falta razón a Ramón de
España en denominarlo como «el manicomio catalán». Yo
estaba ahí, teniendo que aguantar la risa por ver sus caras
desencajadas, al borde de las lágrimas, y encima la que se
llevaba los palos por lo ocurrido era yo, la fascista-colona
española que estaba haciéndole daño a su amado líder.
Porque, por supuesto, los míos eran unos corruptos, pero
los suyos eran unos mártires de las represalias del Estado
por ser catalanes, lo mismo que se venía haciendo desde
1714. ¡Y un chupito para todos!

Esos días de tertulia yo me preguntaba qué clase de *botifarras* comía esa gente. Es decir, qué tipo de mantra, de viaje de ayahuasca, era esto del nacionalismo que te reseteaba hasta conceptos tan básicos como para creerte con la capacidad de surfear en una realidad paralela que permite decir que, si aquí el Petitet y su familia trincaban, no pasaba nada; que lo malo era que lo hubiera confesado, como años más tarde dijo Artur Mas. Aquello aseguraban que era una persecución, una cacería para hacer descarrilar el proceso independentista y, como escribió Pilar Rahola: «Su figura política es mayor que su escándalo y sus miserias». Pues no, ese señor se aprovechó de su estatus para que su familia hiciera buenos negocios. Es cierto que ellos, a diferencia de Bárcenas, no saltaban desde un helicóptero en Groenlandia para esquiar. Pero que no disfrutaran como nuevos ricos del dinero no quiere decir que no se enriquecieran. Era muy difícil hacer un ejercicio argumental o dialéctico en esos debates, tras la confesión de Pujol, cuando la gran mayoría de los periodistas de los medios catalanes ni tan siquiera se veía en la obligación de realizar una autocrítica. En el fondo, ninguno había tenido agallas para publicar en el pasado todo lo que se sabía *sottovoce* y ahora se había hecho oficial tras la confesión. Yo no participaba de esa conmoción cuasi esotérica porque no iba conmigo, más allá de que como cualquier caso de corrupción es algo que para la sociedad se percibe como un todo, que acaba por manchar a toda la política y provocando una desafección generalizada hacia el sistema, un fenómeno que en esos tiempos estaba a la orden día. Pero lo cierto es que no puedo ocultar que, como muchos entonces, saboreé el instante, aunque no sirvió para mucho en lo que a interferir o menoscabar los propósitos anunciados por Mas, de llevar a término su consulta soberanista, se refiere. El plan siguió su curso, con cartas a dirigentes europeos y anuncios en medios internacionales incluidos.

Uno de los momentos álgidos de esos días tuvo lugar el 11 de septiembre, día de la fiesta de la comunidad, la Diada. Toda la mañana estuvo marcada por actos de carácter reivindicativo del independentismo, tanto los oficiales como las manifestaciones que se convocaron a la vez en los ayuntamientos. Por primera vez, se cambió de ubicación el acto institucional: en lugar de hacerlo en el Parc de la Ciutadella, donde se encuentra el Parlament y el Zoo, se desarrolló el evento institucional en el Centro Cultural del Born, calificado como «la zona cero del independentismo». Por la tarde, Ómnium y ANC convocaron a los catalanes a formar una V entre la Gran Vía y la Diagonal de Barcelona. TV3 colocó en el vértice de la manifestación, en la plaza de les Glories, un plató de televisión, para dar cobertura a la hazaña, donde se realizó un debate en el que participé, junto con cinco tertulianos a favor de la independencia. En una de las pausas publicitarias, miré mi teléfono móvil y comprobé que había recibido un mensaje de un número desconocido: «Andrea, soy Jorge Moragas, te estamos viendo todos en Moncloa, lo estás haciendo muy bien, sigue sonriendo y ánimos». Era la primera vez que el jefe de Gabinete del presidente Rajoy se ponía en contacto conmigo. Tan solo nos habíamos saludado cordialmente en alguna ocasión. Me sentí obviamente halagada, pero lo que más noté fue una sensación de responsabilidad. El desamparo de estar sola en un debate organizado por TV3, en el que yo era el *sparring* del independentismo y la imagen detrás de mí eran centenares de banderas independentistas, pasó a convertirse en fortaleza, al recibir el apoyo de Moragas en ese mensaje. Tenía un cometido, seguir dando la cara por el Gobierno y por la España constitucional, democrática y de derecho. Ahí podían pensar que estaba en minoría, pero mi sonrisa provenía de la convicción de saber que los míos eran más, aunque no podía percibirlas físicamente en ese momento. Y esa primera comunicación significaría, con el tiempo, mucho más.

Una vez aprobada la Ley de Consultas catalana por el Parlament, y el propio decreto de convocatoria del referéndum del 9 de noviembre, en el que los catalanes estaban llamados a elegir entre si Cataluña debía o no ser un Estado soberano, toda la campaña y preparativos continuaron. No tal y como habían previsto, pero si no fue lo mismo, se le parecía mucho. Incluso los monjes de Montserrat se manifestaron frente al monasterio con carteles donde se podía leer «queremos votar». E igual fue por sus plegarias que, Dios mediante, el 9N Artur Mas puso las urnas. Lo hizo tal y como había dicho, perjurado y prometido. Revisando las notas de esos días, me resulta sorprendente cómo se mantuvo el pulso con el Estado, avanzando cada día con una triquiñuela más por parte de la Generalitat para dar la sensación de que no les detenía nada, que eran capaces de sortear los obstáculos legales y judiciales. A pesar de que por parte del Gobierno de España se jactaran de haber detenido sus planes iniciales, que eran celebrar un referéndum legal y vinculante, la sensación que tuvimos ese domingo fue que, si había urnas y había votos, por mucho que se tratara de un paripé sin validez, su objetivo estaba conseguido. Habían ganado.

Ese día, el PPC organizó un acto con medios de comunicación para que Alicia Sánchez-Camacho compareciera y ofreciera su valoración sobre los hechos. Entre los asistentes, caras muy largas e incluso alguna que otra lágrima, las mías. Recuerdo pasar por delante de uno de los puntos de votación habilitados, al lado de mi casa, y comprobar cómo había una cola de gente esperando para intervenir en «el proceso participativo sobre el futuro político de Cataluña». Obviamente, el operativo en nada podía asimilarse a las garantías requeridas en un procedimiento electoral, ya que el Estado y el Gobierno impidieron cualquier elemento de ese tipo. Además, porque los entonces *consellers* de la Generalitat implicados en su desarrollo temían las consecuencias penales que podían acabar derivando de los incumplimientos e intentaron bordear todos los resquicios legales. Al final, no se libraron y fueron condenados por malversación de dinero público.

Ahora bien, sobrevolaba ese día una victoria amarga, porque los que lo estábamos viviendo *in situ* sabíamos que lo simbólico era también importante y eso lo habían conseguido. Me decidí entonces a escribirle a Jorge Moragas, trasladándole el abatimiento del partido en Cataluña y la sensación de derrota. Lo que me contestó no sirvió para animarme. Entendí que ese iba a ser el argumentario oficial del Gobierno: «Hemos rebajado el *soufflé*. Ha servido de descompresión para la movilización independentista, pero sin efectos legales. El Estado ha actuado en tiempo y forma. Si se hubiera hecho mediante las fuerzas del orden público, no hubiera provocado una contención de la presión independentista, sino que nos hubiera situado en otro escenario de victimismo independentista que seguramente se hubiera trasladado a la comunidad internacional». Sin embargo, en mi opinión, ese día se produjo un primer episodio de desconexión para una parte de la sociedad catalana. Aunque posteriormente la fiscalía actuó, Artur Mas salió reforzado ante los suyos. El independentismo tenía relato: el 9N fue un germen simbólico en la conciencia colectiva independentista. Y nosotros solo podíamos resignarnos.

A finales de ese mismo mes de noviembre, tuve un contacto muy significativo, dado la persona que me lo solicitó. Se notaba que él estaba mandatado por un superior para mantener un encuentro conmigo, en lo que parecía una ocasión para hacer llegar un mensaje a alguien, aunque nunca lo dijo claramente. Por supuesto, tras la reunión así lo hice: envié una nota, que ahora cobra un valor muy especial. No obstante, no deja de ser llamativo que se recurriera a mí como intermediaria. Por aquel entonces, yo era una asesora de la presidenta del partido en Cataluña, que además participaba en medios de comunicación.

Quiero dejar claro que mis responsabilidades no iban más allá ni yo era una persona de la que se pudiera pensar que tenía relaciones con el partido a nivel nacional ni mucho menos con el Gobierno de España. Entonces, ¿por qué Joan Vidal de Ciurana, el jefe de gabinete de Artur Mas, pidió que nos viéramos de forma discreta el día después de que el *president* diera su conferencia política de balance y exaltación tras el 9N? El encuentro tuvo lugar el 23 de noviembre en el bar del Hotel Neri y se desarrolló, como es lógico, en el marco de una conversación informal, dado que nos conocíamos de haber coincidido en algún plató, y en ningún caso se llegó a conclusiones, acuerdos o negociaciones vinculantes. Pero comprenderán que no pueda dejar de preguntarme aun ahora si mi elección fue casualidad, si lo que se pretendió fue rebajar el nivel institucional al máximo expresamente o si, por el contrario —y ese sigue siendo mi mayor temor todavía hoy—, no existían otras vías de comunicación en niveles superiores, aunque fuese de manera extraoficial. El resumen de lo que me comentó básicamente es:

- Artur Mas ha dejado claro el que es su futuro político: retirada en un máximo de dieciocho meses.
- Artur Mas no tiene otra alternativa que convocar elecciones en los próximos meses: quieren eludir la

comisión de investigación parlamentaria sobre corrupción y no tienen con quién aprobar presupuestos. El desgaste electoral de CiU solo puede ir a peor. Además, sería imposible soportar la presión del sector independentista sin una fecha clave en el calendario. Alargar hasta 2016 no tiene ningún sentido.

- CDC asume como partido el proyecto de Artur Mas. No hay alternativas internas a su liderazgo que cuestionen su decisión. En este sentido, la pérdida de la hegemonía electoral de CiU es irrelevante. Ahora es el «Partido de Mas».

- Artur Mas ha hecho una propuesta especialmente pensada para que sea difícil que Oriol Junqueras la rechace. Aceptar el segundo plano en la lista unitaria le asegura poder liderar el sector independentista en las próximas elecciones «constituyentes». Hay que tener presente que una parte del entorno de ERC (extripartit) presiona para llegar a este acuerdo. La alternativa al no de ERC sería configurar una lista con Sociedad Civil o convocar elecciones anticipadas. Todo lleva a un escenario electoral en el mes de febrero de 2015.

- Son conscientes de que la situación política en Cataluña ahora mismo es de caos. Nadie sabe qué puede pasar y conocen los altos riesgos que conlleva. Pero no hay otra alternativa a seguir adelante con sus planes. Sin embargo, Artur Mas volvió en su discurso a dejar la puerta abierta a una alternativa al

Gobierno de España. Se plantea la pregunta: ¿qué podrían ofrecer a cambio de que no se celebrase el referéndum? Esta es aún una posibilidad que no se descarta por completo, pero el margen de maniobra es limitado. Se analiza el escenario político actual y el calendario electoral en España.

- La formación de una «lista de país» que se transforme tras las elecciones en un grupo parlamentario supone graves problemas de gobernabilidad: no responden a disciplinas ni a toma de decisiones unitarias, sino que atenderán a criterios individualistas. Sectores del Govern ponen como referente a Demos, una coalición de cinco formaciones que nació en 1990, ganó al cabo de poco tiempo —en abril— las elecciones en Eslovenia y proclamó la independencia de la exrepública yugoslava en junio de 1991 para disolverse un año después.

- Tras las «elecciones plebiscitarias» vendría una etapa muy complicada: crear estructuras de Estado. Se generan dudas sobre cómo se financiarían y, llegados a este punto, qué complicidades internacionales habría. Por otro lado, el escollo más importante sigue siendo la Hacienda catalana: ¿cómo decirles a los catalanes que paguen sus impuestos a la Generalitat en transición y asuman las sanciones con la Agencia Tributaria española? ¿Cómo se informará del nuevo sistema tributario a las empresas? A ello hay que añadir la celebración de elecciones municipales y generales. La inestabilidad política en Cataluña y sus consecuencias para España preocupa a los sectores económicos. Se analiza entonces si esto pudiera suponer una amenaza para los Estados miembros de la Unión Europea y si se produciría una intermediación.

• La relación con Duran i Lleida está acabada. Sus declaraciones de esta semana instando a superar el debate independentista son contrarias a los planes de Mas, pero no han sido contestadas por nadie. Se apuesta por la interlocución con las nuevas alternativas de liderazgo en UDC, claramente favorables a la independencia.

Juzguen con lo que sabemos ahora si todo esto en parte acabó por suceder.

Ese año, 2014, como dije antes, también tuvo lugar un acontecimiento que cambiaría las normas y el funcionamiento de la política española, especialmente del sistema de partidos tal como lo conocíamos. Mientras en Cataluña todo giraba en torno a la agenda independentista, en el resto de España seguían las tensiones sociales derivadas de la crisis económica. El Gobierno continuaba con su intensa actividad de reformas estructurales para garantizar los servicios sociales y el buen rumbo de la economía, a pesar de los durísimos ajustes presupuestarios a los que debía someterse, impuestos por Bruselas. La famosa prima de riesgo seguía desbocada. Aunque lo peor de la crisis del euro parecía ya alejarse y las consecuencias no habían sido tan dramáticas como en Grecia o Irlanda, la situación en la calle no se percibía mejor y las manifestaciones eran constantes. Más aún al tratarse de un año electoral, con las elecciones europeas en mayo, las primeras a las que se iba a someter Mariano Rajoy tras su victoria con mayoría absoluta. Si ya de por sí no son unos comicios que generen demasiado entusiasmo, estos no parecía que fueran a servir para refrendar especialmente al Gobierno.

El resultado fue el esperado: el PP obtuvo cuatro millones de votos, un treinta y nueve por ciento menos que en las anteriores europeas (en las generales de 2011 obtuvo once millones). El PSOE perdió un cuarenta y uno por ciento de apoyos. Pero lo realmente sorprendente de esa noche fue que una nueva formación política, que se presentaba por primera vez a unas elecciones, obtuvo 1.250.000 votos. Prácticamente lo mismo que Izquierda Unida y algo más que UPyD, entonces con representación en el Congreso. Obtuvieron cinco eurodiputados, entre ellos Pablo Echenique, Teresa Rodríguez y aquel joven de pelo largo que había colocado su foto en las papeletas: Pablo Iglesias Turrión. Cuando me encontraba aún haciendo el recuento como interventora del PP en un colegio electoral del distrito de Gracia, pregunté a un compañero que quiénes eran estos, ya que a mí no me sonaban de nada, pero por lo visto había gente que sí les estaba votando —en Cataluña consiguieron un 4,7 por ciento, algo más de la mitad de su porcentaje nacional, que se situó en el 8 por ciento—. Me contestó una tercera persona: «Es ese que sale en La Sexta». Pues yo no tenía ni idea, ni había escuchado su nombre, ni había visto su cara en mi vida y eso que me dedicaba a la política.

Es increíble constatar cuánto de burbuja podía llegar a tener Cataluña, y todo lo que estaba sucediendo alrededor del proceso independentista, para no haber interactuado ni tan siquiera una sola vez con aquella nueva formación política nacida a raíz del 15M y sobre quien esa noche se colocaron todas las miradas. Cuando llegué a casa y encendí el televisor para acabar de ver el escrutinio, recuerdo que estaban conectando en directo con la sede de Podemos. Ahí se veía una chavalada, entre aturdida y conmocionada, como cuando entrevistan a los premiados en una sucursal de lotería donde se ha vendido el gordo. Era euforia, pero algo contenida, como si hubieran hecho algo que no debían, con caras de la hemos liado parda y esto se nos ha ido de las manos.

No olvidaré una imagen que me llamó especialmente la atención en ese momento: la de un chico espigado y con gafas, con el semblante tremendamente serio, en medio de los gritos de «sí se puede». Se dejó caer abatido sobre un sofá, con la mirada perdida, como si acabase de llegar a la luna y estuviera flotando. Me preguntaba quién debía de ser ese con cara de niño que no estaba participando de la fiesta, sino que parecía darse cuenta de que aquello era un marrón que les iba a caer encima al día siguiente. Y no era para menos. A pesar de que yo no tuviera conocimiento de su existencia, lo que acababan de conseguir era un éxito rotundo, uno que iba a cambiar el lenguaje político y el histórico escenario que los dos grandes partidos se habían estado repartiendo. Luego, días después, sabríamos más de ese grupo de jóvenes, de sus formas y sus propuestas, de su ideología y sus modos de actuar, pero esa noche se percibía que una nueva generación de políticos —porque eso es lo que pretendían ser, claro— había irrumpido con fuerza, mientras PP y PSOE se desangraban en votos.

Eran distintos en apariencia y ni sus cuadros directivos ahí presentes ni su sede en esa jornada electoral tenían nada que ver con la imagen que proyectaban desde Génova y Ferraz. No eran los candidatos jóvenes del partido, sino un partido hecho por ellos mismos. Al menos, en ese momento, a mí algo me sonaba distinto. Sin embargo, la estética alrededor de ellos, los puños en alto, las proclamas y las declaraciones eran más bien un lugar conocido, el que había escuchado años antes en las manifestaciones del 15M y en los colectivos de izquierdas, especialmente los que había visto en la universidad. Pero ahí estaban, se habían organizado y presentado a las elecciones, una reclamación, por cierto, que se les venía haciendo a los organizadores de las acampadas en la Puerta del Sol y plaza Cataluña. Eran los de los escraches violentos a Cristina Cifuentes, acosada mientras estaba sola en la calle. O el «jarabe democrático» que padeció una embarazada Soraya Sáenz de Santamaría en la puerta de su casa.

Las palabras de Pablo Iglesias en la rueda de prensa sonaron desafiantes, una amenaza que no tardaría en explotar en los cuarteles generales de los partidos mayoritarios: «Los partidos de la casta han recibido el más severo correctivo de su historia en las urnas, pero he de decir que por ahora no hemos cumplido nuestro objetivo de superarles en las urnas. Mañana seguirá habiendo desahucios, mañana seguirá habiendo seis millones de parados (…). Podemos no nació para ocupar un papel testimonial (…). Nuestro desafío es construir con otros una alternativa política de gobierno en nuestro país. Quizá pueda hablarse del principio del fin del bipartidismo. (…). ¡Hay que echarlos!». Ni un año duró este señor cuando le nombraron vicepresidente del Gobierno. A veces no queda otra opción que reírse.

Lo grave no era tanto porque se creyera que, efectivamente, iban a lograr sustituir a los partidos tradicionales. Tampoco el importante alcance electoral del más de un millón de votos que habían logrado esa noche. El dato más significativo era que el bipartidismo había perdido en total más de cinco millones de votos desde las ultimas europeas o 10,3 millones de votos desde las generales de hacía tres años. Ahora tocaba analizar de dónde provenían esos resultados electorales y yo tuve que ponerme las pilas para hacerlo en las tertulias que tenía en los siguientes días. En Cataluña, la novedad fue que por primera vez ERC había superado a CiU —entre los dos se repartían el cincuenta por ciento de los votos— y, por lo tanto, se entendía que era un apoyo del electorado catalán al proceso independentista, que además capitalizaban mejor los de Oriol Junqueras, y de eso iban a sacar pecho para así desgastar y azuzar a Mas. Por detrás, quedaron ICV y PSOE, y detrás de estos se situaban PP, con un 10 por ciento, y Ciudadanos, con un 6 por ciento, mientras Podemos y UPyD quedaban en última posición.

Los dos escaños europeos que consiguió Ciudadanos esa noche supusieron el primer gran éxito nacional de la formación naranja. Sacaron medio millón de votos, de los que ciento sesenta mil fueron en Cataluña y ciento seis mil en Madrid. La anterior vez que se habían presentado, en las elecciones generales de 2008, Albert Rivera había logrado tan solo cuarenta y ocho mil votos, y decidieron no hacerlo en las siguientes de 2011. Aunque esa noche no se revelaran como los grandes protagonistas, en ese medio millón de apoyos tenía mucho que ver también la misma estrategia seguida por el líder de Podemos, y es que Rivera se había prodigado por las televisiones nacionales desde su combativo escaño en el Parlament. Le consideraban el adalid contra el nacionalismo catalán, apoyado por periodistas y tertulianos, que además formaban parte del núcleo fundador del partido. Pero no solo.

Recuerdo que por aquel entonces el PPC y, especialmente, su presidenta, veían con resquemor cómo miembros nacionales del partido y de otras comunidades autónomas, como por ejemplo Madrid, tenían más que complicidad con el líder de Ciudadanos, como si él fuera el único que se batiera el cobre contra los independentistas. En algún momento, incluso parecía que su actividad parlamentaria resultaba más eficaz y era mucho más batalladora. Sentó especialmente mal que la entonces presidenta del PP de Madrid, Esperanza Aguirre, apoyase a la plataforma del presidente de Ciudadanos, Albert Rivera, y presentara el libro *Votaré no,* de Juan Carlos Girauta, fundador del Movimiento Ciudadano, que fue la plataforma que crearon ese año para empezar a organizar su estructura nacional.

Desde ese momento, fueron varias las ocasiones en las que Alicia Sánchez-Camacho alertó de que no solo debía considerarse un fenómeno en Cataluña, ya que la experiencia de conocerle desde hacía años en el Parlament presagiaba que ambicionaba mucho más, y que además se sentía muy cómodo en el PP nacional, mientras no tenía ningún tipo de sintonía con los miembros del partido en Cataluña. Durante ese tiempo, Alicia no solo empezó a intuir, sino que también pudo constatar, cómo Ciudadanos era percibido como un partido que podía considerarse recambio del PPC, siempre sacrificado por las decisiones que se tomaban desde Madrid, mientras ella pagaba el precio en Barcelona. Además, en los medios de comunicación, la presencia del joven Albert desplazaba a la líder del PPC. Se estaba forjando la imagen de azote del independentismo mientras sus dotes comunicativas le encumbraban como político de nueva hornada dentro del centro-derecha.

Ciudadanos se estaba convirtiendo claramente en una amenaza para la formación de los populares en Cataluña y la sensación que yo tenía es que, a nivel nacional, por el contrario, no se los veía con temor. No eran nuestro adversario, pero sí nuestro competidor. En febrero de 2013, había explotado el caso Método 3, que afectaba de lleno a Sánchez-Camacho, en un extraño y turbio caso de espionaje a una ex de uno de los hijos de Pujol. Eso la dejó tocada, ya que políticamente no podía escapar de que se le preguntase constantemente, lo mismo que en sede parlamentaria fue aprovechado por sus adversarios. Los ánimos internos no eran muy optimistas en cuanto a su capacidad de remontar su liderazgo y parecía como si, a pesar de la fortaleza personal que Alicia siempre exhibió, al menos en público, Génova la diera por amortizada. Esto es algo que aprendí con el tiempo. Uno mismo no suele darse cuenta de cuándo el partido va a dejarte caer o, digamos, está preparando un retiro para ti. Cuando ya no te consideran útil, después de que hayas dejado parte de tu vida en la causa, empiezan a hacerte la cama, hasta que un día te ves fuera del circuito. Y es que, por muy arriba que hayan estado, todos los políticos tienen fecha de caducidad, y la «nueva política» ha sido especialista en fugaces carreras fracasadas.

Como entonces Ciudadanos era un partido en auge, fueron varios los cargos que dieron el paso de irse con los de Rivera, atraídos por las buenas perspectivas electorales. Por eso, yo me puse manos a la obra inmediatamente. Era importante trasladar a nuestros compañeros que no se pensara exclusivamente en Ciudadanos de Cataluña como en un posible aliado ahí del partido, sino que la magnitud de lo logrado en las elecciones europeas ya evidenciaba el impacto que su sobreexposición mediática estaba teniendo en el electorado, que además era parecido al nuestro.

Redacté entonces varios informes, resúmenes de actividad e incluso cuadros comparativos sobre sus propuestas y las nuestras que envié a mis amigos asesores en la Moncloa, pero también a un entonces cada vez más presente en los medios, como portavoz joven del PP, Pablo Casado.

Un año después de haber decidido dar el paso de dedicarme de forma activa a la política, me sentía satisfecha con lo conseguido. Tenía capacidad de influir y me sentía parte de un grupo de gente que estaba en posición de tomar decisiones sobre lo que estaba sucediendo. Mi presencia en los medios de comunicación iba en aumento y cada vez confeccionaba más notas internas de análisis sobre la situación política. Una situación que, a finales de 2014, estaba avanzando hacia un escenario cambiante, de desafíos institucionales y de nuevos modelos de partidos políticos, en los que yo me sentía compelida a participar. Lo que no sabía aún es que estaba solo a unos meses de hacerlo de una forma que cambiaría mi vida para siempre. Sentía una gran euforia, tan fuerte como para hacerme olvidar todo lo demás, mientras el diazepam diario aliviaba los picos de dolor que entumecían mi cuerpo.

2015

EDUCARSE
EN LA TOLERANCIA AL DOLOR

Es bastante frecuente escuchar a nuestros amigos quejándose de lo mal que duermen. Por ejemplo, que alguien en una conversación nos diga que tiene el sueño muy ligero y se despierta a la mínima. O que cuente como algo positivo que apenas duerme cuatro horas. O los hay que dicen que se pasan la noche dando vueltas en la cama. Sean cuales sean las causas de ello deben abordarse, porque no dormir es como no comer. Se trata de un deber que tenemos para con nuestro cuerpo y hacerlo de forma no adecuada conlleva no estar del todo sano. Es un síntoma de enfermedad, aunque no se valore lo suficiente por parte de quien padece esta carencia.

Yo he sufrido las consecuencias de no hacerlo en mis propias carnes. Un día, a primera hora de la mañana, tenía que comparecer en comisión para explicar el desarrollo presupuestario del Área de Cultura del Ayuntamiento de Madrid. No había logrado conciliar el sueño en toda la noche como me sucede en algunas ocasiones. Ni una sola hora. Al sonar el despertador, me vestí sin pensar demasiado en el conjunto, me atusé el pelo, que era lo máximo que me dejaban mis fuerzas en esos momentos, y me calcé unas deportivas, ya que esos días la comodidad es lo principal para sostenerme en pie. Me tomé un café y salí de casa. Cuando empecé a leer el texto, con el desglose de los datos que me habían pasado mis asesores, me noté que apenas podía entonar correctamente. Intenté ir lo más despacio posible para no trastabillarme, aunque me acabó ocurriendo varias veces. No levanté la vista del papel, no por descortesía hacia los concejales de la oposición, sino porque me avergonzaba que me vieran con mala cara, sin arreglar y resoplando. Seguía sintiendo que se me juzgaba como si me hubiera pasado la noche de juerga, aún años después de haber hablado públicamente de la enfermedad. Es el doble estigma de la fibromialgia: el silencio del dolor al que se junta el desconocimiento mayoritario de la sociedad. Cuando tomó la palabra la concejala socialista, hizo sorna sobre la desgana en mi tono de voz, como si eso significase que me importaba un bledo lo que estaba diciendo. ¡Y por supuesto no era así!

Estaba muy satisfecha con las cuentas que presentábamos, en las cuales las ayudas al sector cultural se habían ampliado. Aguanté el primer golpe. Me resigné en mis adentros, pensando en lo mucho que necesitaba volver a la cama e intentar dormir. Pero, al escucharlo por tercera vez, no aguanté más y la interrumpí diciéndole en voz alta que estaba enferma. «Es que tú siempre resulta que estás enferma», me espetó. Fueron unas palabras que cobraron forma, como si de un guantazo con puño americano se tratase. Me levanté de la mesa, me fui fuera de la sala. Se suspendió momentáneamente la sesión. De inmediato, vinieron dos compañeras, Blanca y Almudena, a ver qué me ocurría. Les dije que yo no podía seguir, que estaba enferma y que sentía dolor con cada movimiento.

Una de las consecuencias de no conciliar el sueño en las personas con fibromialgia es justamente esta: la rigidez que afecta a los músculos y que suele ir acompañada de dolor y dificultad para el movimiento. En ocasiones, llega a impedir directamente que puedas levantarte de la cama y requiere de un ejercicio mental de decisión para poder hacerlo. A veces, al intentarlo me he llegado a caer. Otras, he de advertir a mis compañeros que llegaré algo más tarde hasta poder conseguirlo. Estas cosas las he ido aprendiendo con el tiempo. Ahora puedo hablar de la necesidad de dormir bien para lograr la regeneración muscular. A lo largo de estos años, he pasado muchas noches sin conciliar el sueño y he padecido mañanas de rigidez que me han impedido la realización de las tareas cotidianas, además de dificultad para caminar, dolor y malestar. Cosas que debía ocultar para que no se me notara demasiado, no como estaba haciendo esa mañana en la comisión de cultura. También he experimentado lo que es dormir con sedantes tan potentes que me resultaba en ocasiones imposible discernir entre lo que había soñado y lo que había ocurrido de verdad. O cuando el efecto del Sedotime me dejaba tan KO que no conseguía estar realmente despierta hasta horas después de haberme levantado. Por eso, cuando escucho ahora a gente decirme con normalidad que no duerme bien, no puedo dejar de aconsejarles que pongan remedio.

La falta de sueño supone un problema para nuestra salud. Nos hace estar menos alerta ante los peligros, menos ágiles en nuestras respuestas, menos atentos y sobre todo más irascibles. Además, no dormir adecuadamente provoca la falta de regeneración de nuestro cuerpo, el tejido muscular por descontado, pero también altera el correcto funcionamiento del sistema metabólico. De hecho, en un caso extremo de insomnio en el que perdiéramos cualquier posibilidad de dormir, nuestras capacidades mentales se irían deteriorando y no podríamos seguir vivos ni unos cuantos meses. Con ocasión de la publicación del libro *El mal dormir*, su autor, David Jiménez Torres, comentaba en una entrevista que «el maldurmiente es muy proclive a sentir el síndrome del impostor. Percibimos que estamos rodeados de adultos perfectamente descansados». Y es que, como él dice, el mal dormir provoca una angustia vital respecto al día siguiente, a la vida adulta y ordenada que se espera que lleves con horarios disciplinados.

Cuando me serené y regresé con mis compañeras a la sala, se reanudó la sesión. La socialista empezó su intervención diciendo: «Sra. Levy, si estaba usted mala, solo tenía que haberlo dicho». Entonces me di cuenta de que ese era el verdadero problema de tener una enfermedad crónica como la mía: es difícil explicar que se puede padecer a diario, aunque no todos los días expreses de la misma forma los efectos de lo que sientes. Hay días que lo llevas mejor que otros, pero llevar, lo llevas siempre por dentro. Convivís juntas, tú y tu enfermedad crónica. Esto significa que tienes todo el tiempo del mundo para ir aprendiendo la una de la otra, o para saber cuándo la enfermedad está más alterada y no va a dejar que tengas un día tranquilo, o cuándo, por el contrario, vas a conseguir tolerar su presencia. Este aprendizaje ha sido clave para que yo haya sabido cómo llevar una vida con cierta normalidad y, sobre todo, transmitirlo a las personas que me rodean profesionalmente y en un ámbito personal. Porque a ellos también hay que ayudarles a que te entiendan, y es un error bastante frecuente entre este tipo de pacientes que no externalicemos lo que nos pasa. La incomprensión nos lleva al aislamiento de nuestras amistades y familia, como me pasó en un determinado momento a mí.

Reconozco que resulta muchas veces cansado, por reiterativo, tener que recordar que no tienes ganas de hacer un plan que te proponen, y que no es por vagancia o apatía, sino porque tus fuerzas no te lo permiten. Que no te quedas en la cama por placer, sino por incapacidad de salir de ella. O que, si te ausentas mentalmente de una conversación cuando estás en una celebración con amigos, no es porque te aburras, es porque estás dedicando un momento a conectarte con tu dolor y decirle que te deje libre por un rato. No contarlo es una forma de demostrar que no pasa nada y evitar que te compadezcan. Sé que, con la mejor de las intenciones, la gente cuando me ve me pregunta qué tal me encuentro o que si estoy mejor. Muestran de esta forma interés y se preocupan por mí, pero yo no puedo evitar sentirme incómoda o avergonzada por ello, como si de una debilidad manifiesta se tratara. Como si fuera el león herido que se expulsa a sí mismo de la manada ante el peligro de atraer a las hambrientas hienas. Y es que, en esta historia del dolor crónico, la frustración por no conseguir estar al cien por cien, por no sentirte plenamente libre para hacer lo que quieres, acaba por pasar factura a la autoestima. Hay días que estás anímicamente fatal. Yo llegué a sentir que no volvería a mirarme igual ante el espejo, que ya no era igual que la chica que veía en las fotos de hace un par de años. Acabé por imponerme a mí misma la mayor dureza como castigo, como si fuera culpable de lo que me ocurría. Hasta que aprendí que yo solo soy responsable de saber sobrellevarlo y superar mis miedos.

Todos hemos podido ver a Rafa Nadal jugar un partido hasta el final y en un momento dado caerse por su lesión en el pie pero, a pesar de ello, no rendirse y, gracias a la intervención de los fisioterapeutas y médicos que le asisten en la pista, continuar con su juego. Esa fortaleza para sobreponerse de un intenso dolor no quiere decir que no afecte a nuestras capacidades o que no lo estemos sintiendo con toda la virulencia. Lo que sucede es que hemos aprendido a sobrevivir al dolor, a convivir con él e incluso a zafarnos de su existencia permanente. Aunque mentalmente sea algo insoportable cuando se convierte en cronificado, debemos adaptarnos a su existencia continuada, como si fuera una constante vital. En el caso de Rafa, se trata de una alteración, por estrés continuado, del escafoides tarsiano, que acaba provocando un compromiso vascular y deforma este hueso, fundamental en la biomecánica del pie y que le limita por completo. Una lesión crónica en su pie izquierdo denominada síndrome de Müller-Weiss.

Cuando Nadal habló públicamente sobre lo que le suponía su lesión, y se vio obligado a interrumpir su temporada deportiva después de Roland Garros, me fue más fácil explicar lo mío y cómo me había educado, yo también, en la tolerancia al dolor. Tenía, por fin, un ejemplo de alguien a quien la gente admiraba por su fortaleza y valor. Poder decir que yo me sometía dos veces al año a su mismo tratamiento fue un verdadero alivio. «El dolor se genera en el cerebro y depende fundamentalmente de la cantidad de información que le llega a través de las fibras nerviosas. La radiofrecuencia pulsante lo que hace es provocar que esos nervios que afectan el escafoides envíen menos información y con menos intensidad al cerebro de Nadal. Es como bajar el volumen del altavoz», resumía sobre su caso el especialista en podología deportiva Alberto Martínez. Y es que el tenista se trató como yo con la radiofrecuencia pulsada, que consiste en aplicar una corriente eléctrica a través de una aguja en los nervios que rodean a la zona lesionada y producen el dolor. Se hace mediante una previa ecografía del lugar exacto del nervio, y se lo bloquea para que no transmita el dolor.

A causa de la rigidez de mi musculatura en la zona del trapecio, se vio afectado mi nervio periférico izquierdo. Me recorría desde el hombro hasta la mano un dolor agudo muy intenso, a veces insoportable, hasta el punto de pedir que me lo amputasen. Sí, es exagerado, pero he llegado a preferir perder la movilidad para así escapar del dolor. Es una reacción extrema común en las personas con dolor crónico, la de golpearse más duramente para intentar sentir menos. Ahora he conseguido moderarlo mediante este tratamiento y, poco a poco, he recuperado también la sensibilidad que había ido perdiendo. Durante unos años, era tan poca la capacidad que tenía de mover la mano que apenas podía sujetar nada con ella. De hecho, se me ha quedado como acto reflejo, como un gesto involuntario que suelo hacer, sujetarme el antebrazo izquierdo con la mano derecha. Sentir de forma constante ese dolor, como quien siente su corazón o su pulso latir, se convirtió en una forma de tortura que me hacía perder incluso las ganas de vivir. Los días se dividían entre los que me liberaba de este y recuperaba mi vida, y los que, por el contrario, me quedaba sometida a su imperio.

«No estoy lesionado, soy un jugador que vive con una lesión. Juego porque me hace feliz, pero el dolor me quita esa felicidad. Vivo tomando muchos analgésicos solo para poder entrenar todos los días y no puedes seguir así por mucho tiempo. No pretendo estar en perfectas condiciones, solo espero poder salir al campo», contó Nadal, y a mí me sucedía lo mismo. No quería que me preguntasen o yo tener que decir si estaba enferma o no. Yo vivo con la fibromialgia, y esto me causa dolor e insomnio. Tener que decirlo constantemente en mi vida cotidiana es algo que me hace sentir frustrada y vulnerable, como si lo utilizara yo de excusa o de forma condescendiente mi interlocutor. No se trata de esto. Por el contrario, creo que si buscamos otros referentes, si miramos más allá de lo que nos sucede a nosotros y si ponemos en valor todo lo que efectivamente sí podemos hacer, pasamos de la agonía de vivir a hacerlo de una forma positiva, y el dolor se transforma en una lección de vida. Sobre todo, la mayor enseñanza que yo he aprendido de todo este proceso es a ser más amable conmigo misma. A no juzgarme en lo peor y a ver que un mal día solo es la espera de un día mejor que poder disfrutar al máximo.

Todo esto puedo decirlo ahora que he reducido al mínimo mis niveles de medicación y que he aprendido a tolerar el dolor de la mejor manera posible. Pero esto no fue así durante años, al contrario, llegué a normalizar el tomar tres nolotiles seguidos y tres tramadoles después como si fueran Lacasitos. Me daba igual que interactuaran entre ellos, que no sirvieran para lo que me dolía, que pudiera sentarme mal o que acabase, como sucedió, creando una altísima tolerancia. Todo giraba en torno a las pastillas, que me iban recetando sin que notase mejoría. Como me dijo un médico tiempo después, en el año 2020, cuando por primera vez quise dejar de tomar tanta medicación, ya que noté que me estaba afectando negativamente más que beneficiando, yo había desarrollado lo que denominó un «síndrome de abrir el cajón». Esto es que, ahí donde guardaba las pastillas, ya fuera en la mesita de noche o en el pastillero del bolso, acudía en busca de las que fuera para calmarme. No eran ya las medicinas lo que me ayudaba a manejar mi vida con dolor, sino más bien el simple hecho de tomarlas lo que me reconfortaba para seguir viviendo en compañía del sufrimiento que sentía.

Pero tenía que seguir con mi nueva vida en la capital. Una de las primeras personas que conocí al llegar a Madrid fue a Manuel Jabois. Escribió en *El País* un artículo titulado «Saca el güisqui cheli» con motivo de la convención nacional que organizó el PP tras la renovación de su Comité de Dirección y que sirvió como presentación del llamado cambio de los «nuevos vicesecretarios». Su marca personal, una descripción llena de ironía del evento, plasmó aquello como si la conferencia hubiese tenido el espíritu de un guateque moderno, en el que Pablo Casado y yo éramos como Pimpinela sobre el escenario. Le agradecí su mención. Por entonces, existía un grupo de articulistas jóvenes de referencia muy leídos por sus crónicas mordaces, capitaneados por el gran maestro David Gistau. Me invitó a cenar a un restaurante en el que nos encontramos a Alberto Ruiz-Gallardón, quien le saludó efusivamente. Cuando acabamos, le dije que no conocía nada de Madrid y que vivía en una modesta pensión en el centro de la capital en la que apenas me quedaba un par de días, yendo y viniendo aún desde Barcelona.

Era julio de 2015, un par de semanas después de que Mariano Rajoy me nombrara vicesecretaria de Estudios y

Programas. De hecho, ni el exministro de Justicia supo quién era en ese breve encuentro. Jabois me dijo: «Vaya, flamante vicesecretaria, cómo están los ánimos con esto del nuevo PP y la vieja guardia. Ni te ha saludado». Para consolarme por el desplante, o quizá porque intuyó que yo era solo un frágil cervatillo en una peligrosa sabana que necesitaba explorar más allá de la zona segura, me sugirió ir a tomar algo a la que luego se convirtió en una de las coctelerías a las que más he ido, el José Alfredo, frecuentada habitualmente entre semana por periodistas y políticos de todo signo. Ya de madrugada, me acompañó a coger un taxi. Frente a una tienda del Real Madrid, miré hacia ambos lados y le pregunté en qué calle estábamos, ya que entonces aún no me ubicaba. «Cariño, esta es la Gran Vía», contestó él con cara de incredulidad y ternura, ante aquella flamante vicesecretaria. Creo que también me dio un beso para consolarme ante mi mirada perdida.

Con el tiempo, hemos seguido recordando esta anécdota que hoy me sirve para ilustrar cómo fue mi aterrizaje en Madrid. Se suele pensar que en política todo es una carrera de ambiciones, de padrinos y entornos, de amistad con el líder para acceder a la cúpula. Este no fue mi caso. Yo estaba en Barcelona, comiendo en casa de mi madre, como hacía por entonces habitualmente al mediodía, y recibí una llamada de María Dolores de Cospedal. Era un número que no tenía en la agenda. Una voz femenina me dijo que llamaban desde Génova y que quería hablar conmigo la secretaria general del partido. Supuse, aunque un poco extrañada, que debía querer que le aclarase algo de las notas que yo hacía sobre Ciudadanos y que ella casualmente habría leído. Era el día en el que iba a tener lugar la primera reunión que se convocaba de la Junta Directiva, tras los malos resultados de las elecciones autonómicas y municipales de mayo.

No la conocía personalmente ni habíamos hablado nunca antes, por lo que me puse algo nerviosa. Y sin muchos preámbulos, más allá de un cordial saludo, me propuso ser vicesecretaria de Estudios y Programas nacional. Me dijo que le habían hablado muy bien de mi trabajo varias personas y que contaba con el total apoyo de Alicia Sánchez-Camacho. Le contesté que sí, unas pocas palabras más balbuceando algo, y me aconsejó no coger el teléfono en las próximas horas, hasta que se hiciera público. Le di las gracias y colgamos. Tardé unos minutos en volver en mí y recuperar el corazón que me había saltado casi fuera del cuerpo. Fui hacia donde estaba mi madre y le dije: «Acaba de pasarme algo muy importante». Tenía treinta años recién cumplidos. Me encerré en mi habitación y encendí el televisor. Al poco rato, me llamó directamente Jorge Moragas. Me preguntó si ya lo sabía y me dio la enhorabuena: «Ahora podremos seguir trabajando mano a mano. Bienvenida a la política nacional». Cuando Rajoy dijo mi nombre en directo desde el atril de la sede de Génova, mi móvil empezó a sonar con mensajes de felicitación. Al rato, tuve que ir al programa de televisión presentado por Josep Cuní, donde era tertuliana, pero en esta ocasión, y por primera vez en mi vida, lo haría en calidad de entrevistada.

El cambio en la dirección nacional del PP fue una verdadera catarsis. El desgaste de los difíciles años de gobierno con medidas impopulares, el goteo diario de casos de corrupción y la irrupción de nuevas fuerzas políticas alternativas al bipartidismo habían lastrado los resultados de las elecciones municipales y autonómicas con la pérdida de gobiernos significativos, como el Ayuntamiento de Madrid y Valencia, el de la Generalitat Valenciana o el de Baleares. Internamente, las críticas se centraban en una errática campaña de comunicación, señalando como ejemplos aquel anuncio de Cospedal y Floriano tomando el té y diciendo «nos ha faltado piel», o la consigna de pronunciar el partido de Rivera como *Siutataaaans*.

Se echaba en falta una estrategia de partido, que parecía que estaba deshabitado completamente, con todos sus cargos centrados exclusivamente en la labor de gobierno. Hacía falta un cambio y era urgente antes de que el malestar llegase a mayores. Con el objetivo de poner el partido a punto y electoralizarlo para las elecciones, Jorge Moragas presentó a Rajoy una propuesta de renovación de caras, nuevas figuras que entrasen en el Comité de Dirección a tiempo para cambiar el pesimismo de los malos resultados obtenidos y generar una esperanza de recobrar el pulso. Se necesitaba urgentemente recuperar el espacio mediático al que se había renunciado en estos años y, especialmente, hacer frente a la narrativa de los nuevos políticos y la nueva política que venían de un lado y ahora también del otro del espectro ideológico, con la irrupción de Ciudadanos quedándose con parte del antiguo votante del PP y entrando en las instituciones en prácticamente toda España. Por esto, se vendió no solo una renovación, sino el concepto de los «nuevos vicesecretarios». Y ahí estaba yo, junto con Javier Maroto, Pablo Casado y Fernando Martínez Maíllo. Solo Javier Arenas se mantenía en ese nuevo equipo, en el que también Moragas entraba con fuerza como responsable de la campaña.

Al día siguiente del nombramiento, hice una entrevista para el programa de Antena 3 *Espejo Público* y recuerdo que la primera pregunta de Susana Griso no pudo ser entonces más simple y oportuna: al ser yo joven, ¿cómo es que estaba en el PP y no en Ciudadanos? Ojalá hubiera podido responder que la razón era que ese partido no duraría más de ocho años. Entonces solo suponíamos que el partido naranja era fruto de la coyuntura y había irrumpido como una moda pasajera a la que no se le auguraba recorrido, aunque quedaba por delante una férrea competición. Pero en 2015, lo cierto es que la dicotomía que se planteaba entre las siglas de los partidos era entre nueva y vieja política, entre jóvenes que acababan de llegar y políticos que parecían eternizarse en los cargos, sin que los matices ideológicos supusieran un elemento demasiado diferenciador entre formaciones. Importaba la apariencia, en la que Ciudadanos era la novedad, como si se tratase de un PP adaptado a los nuevos tiempos, sin rémoras de corrupción ni el desgaste de gobernar. Aportaba la frescura que nos faltaba a la hora de comunicar y eso seducía, lógicamente, a parte de nuestros votantes, además de conquistar a la prensa madrileña.

Y es que en política es necesario hablar de ideas y cómo estas pueden moldear el porvenir en el medio y largo plazo. El futuro no es solo un recurso retórico en un discurso. Es la cita con el destino que tiene toda nación. No hay nada más importante que el futuro. Los políticos debemos ser capaces de adaptarnos a los nuevos medios de comunicación, sin convertirnos en meros hologramas o encerrar nuestras almas en los doscientos caracteres de un tuit. Una democracia madura como la española merece proyectos políticos que respondan a unas ideas, sin trincheras dogmáticas, pero fundamentadas en principios y valores comprometidos con la necesidad de vertebrar nuestra sociedad y no a merced de vaivenes demoscópicos. Convencer en política es mucho más que gustar. Es demostrar la capacidad de superar las expectativas de lo prometido. Los políticos debemos dar un mensaje claro, conciso y entendible a los medios, pero a su vez afrontamos lo que yo denomino la tiranía del titular, que nos hace prisioneros de las palabras que pronunciamos. Esto nos lleva a un proceso de síntesis del que quedan ausentes el contexto, la reflexión y la posibilidad de relacionar ideas.

Nos movemos en marcos que obligan a fijar mensajes para convertirlos en un producto de consumo masivo, pero con pronta caducidad. La actualidad nos reclama cada día un contenido efímero que circule con rapidez. La máxima expresión de nuestra democracia se configura en un entorno mediatizado que sociabiliza los mensajes políticos en la cotidianidad de nuestros hogares. En una entrevista para *El País* que me realizó Juan Cruz lo expresé de la siguiente forma: «Los políticos somos muy prisioneros de los titulares, a veces tengo pesadillas con que se tergiversa algo que he dicho».

Ese mes de julio en Madrid se caracterizó por la ola de calor más extensa desde que había registros —luego fue superada por la de 2022— y por la llegada de Manuela Carmena al Ayuntamiento. En Grecia, sus ciudadanos votaron negativamente al plan de rescate de Bruselas a pesar de que los bancos estuvieron cerrados semanas y no se podía sacar dinero en efectivo de los cajeros. Tsipras y Varoufakis, victoriosos, gritaban «acabemos con la austeridad» y «Syriza, Podemos, venceremos», un guiño a sus colegas españoles Iglesias y Monedero. Yo me pasé todo el verano de tertulia en tertulia. Estaba por las mañanas en Antena 3 y Telecinco, y en La Sexta y Cuatro al mediodía. Turno de tarde en las radios y por la noche, 13TV. Al día siguiente, vuelta a empezar. Éramos como la canción del verano, estábamos sonando a todas horas. Daba igual ir al plató o hacerlo en dúplex desde la sede de Génova o desde la calle cuando iba de mitin por otras provincias. La consigna era salir a todas horas a vender la labor del Gobierno y a contraatacar los mensajes de la nueva política. El PP volvía a tomar la iniciativa.

La primera entrevista que concedí para el entonces nuevo medio *El Español* de Pedro J. tituló: «La bomba Levy - La nueva vicesecretaria del PP más sorprendente». Y no fue el único que lo enfocó de esa forma. Cuando se hablaba sobre mí, se hacía como de alguien que parecía no pertenecer a ese lugar, a la política o al partido, destacando mi aparente «fragilidad» o «vulnerabilidad», ya no sé si por mi edad o por mi aspecto físico y mi manera de vestir, a la que, por cierto, nunca renuncié a pesar de algunos consejos más conservadores. La apuesta de Moragas para la renovación del partido pasaba justamente por tener a rostros distintos y a su vez capaces de empatizar cada uno con un sector de la sociedad.

Desde un principio, tuvimos claros nuestros papeles, los roles que nos habían sido atribuidos para comunicar de puertas afuera de la formación. En efecto, no se trataba de una nueva cúpula que tuviera como propósito la organización interna del partido, ni estaba basada en equilibrios territoriales y de sectores de poder dentro del PP. Nuestro objetivo eran los futuros votantes de las elecciones generales y para ello debíamos desplegarnos, cada uno con nuestra imagen y características, en los medios de comunicación. Y es evidente hacia dónde y hacia quiénes tenía que dirigirme yo. Ni entonces, ni pasado el tiempo, me he llevado a engaño sobre el motivo de mi nombramiento. Lo que cada uno fue consiguiendo a lo largo de los años fue por sus propios méritos y esfuerzo, pero no eran los objetivos que se pensaron para nosotros, los nuevos vicesecretarios. El hacerse respetar internamente por los afiliados, el mantener unas buenas relaciones con los periodistas políticos, obtener la confianza de parte de la sociedad, así como ir ganando experiencia en la estrategia y la gestión política vino luego, con el paso de los años.

Soy plenamente consciente de que mi llegada a la dirección nacional del partido tuvo que ver con una estrategia de comunicación que entonces se necesitaba, y lo asumí así desde el primer día. Pero no me quise conformar con ser solamente un busto parlante o mera transmisora de argumentarios. A pesar de todo, nunca dejé que me arrebataran mi personalidad, lo que seguramente me costó muchos disgustos, pero también me aportó satisfacciones, porque la mayoría de la gente reconocía en mi forma de hablar una sinceridad, naturalidad y emoción características. Sabía cumplir con lo que se esperaba de mí, por lo que se suponía que estaba ahí a pesar de ser una desconocida sin padrinos, pero a la vez no renuncié a forjar mi propio camino.

Con motivo de la Convención Nacional que el partido organizó en el mes de julio y que sirvió de pistoletazo de salida para la nueva imagen del PP de cara a la campaña electoral, se nos pidió a Pablo Casado y a mí que interviniéramos en la clausura, justo antes del presidente Rajoy. De por sí, el hecho de hacernos subir juntos al escenario a modo de chico-chica nos resultó un poco chirriante, pero lo más que pudimos negociar fue que, en lugar de intervenir los dos a la vez desde el atril, se nos colocara un taburete a unos pocos metros, para esperar el uno la intervención del otro. Recuerdo que ese día yo estaba especialmente nerviosa, fruto de la emoción de hablar ante un auditorio tan importante, y cuando subíamos las escaleras mecánicas del pabellón de Ifema, le confesé a Javier Arenas que era la primera vez que iba a dar un discurso así en público. Me agarró de la mano y me dio en voz baja palabras de ánimo. Al cabo de un rato, y tras habernos hecho las fotos de equipo, me llamaron por teléfono para decirme que la secretaria general quería verme, estaba esperándome en un despacho. Al entrar, me encontré también ahí a Pablo Casado, sentando ante ella en una mesa. Nos pidió que le leyéramos en voz alta los discursos que íbamos a hacer en nuestra intervención para comprobar su contenido. Esa escena, entre la tutela y la demostración de mando, la recordaríamos siempre.

Tan inesperada fue mi llegada a Madrid como intenso resultó todo lo que viví en ese último semestre del año. Mientras me pasaba el día de plató en plató, Artur Mas convocó elecciones anticipadas en Cataluña y el Partido Popular nos nombró a Xavier García Albiol —a quien, a pesar de haber logrado ganar las elecciones en Badalona, un acuerdo entre independentistas y PSC le había arrebatado el bastón de mando— y a mí como *ticket* electoral. A esto, también debía unirle mi labor como responsable del programa para las generales de finales de año.

Mientras las vacaciones estivales convirtieron la sede de Génova en un erial, yo seguía ahí entre micrófonos, reuniones y viajes en AVE, intentando ocuparme de todos mis cometidos. Además, tuve que sobrevivir a mi primera «serpiente de verano», que es como se llama a esos titulares que aparecen en verano y que, fruto de la ausencia de noticias, acaban por convertirse en el tema central de la actualidad, sin fundamento y sin que nadie sepa de dónde han salido. En esta ocasión, se trataba de que el Gobierno de Rajoy estaba dispuesto a reformar la Constitución. Nadie me dio más información al respecto, así que tuve que ir despachando bolas como pude y yo misma esbozar cuáles podían ser las posibles reformas del texto. *El Mundo* tituló en portada: «El PP se abre a la nueva Política» y explicaba que estábamos estudiando incrementar la «calidad democrática» y devolver al ciudadano la confianza en la política, lo que pasaba por reformar algunas de las instituciones constitucionales, como el CGPJ. Con el tiempo, me di cuenta de cómo este tema es algo siempre recurrente. Pero esos días sí iba a producirse una transgresión importante en el partido y también pasaba por la Carta Magna, aunque de una manera indirecta. Ironías del destino. Y es que Javier Maroto nos invitó a su boda.

Javier nos planteó la cuestión en una de las comidas semanales de los lunes, que desde el principio teníamos los vicesecretarios con Moragas en alguno de los restaurantes cercanos a la sede. Ahí, además de hacer, como siempre decíamos, piña entre nosotros, tratábamos cuestiones que nos preocupaban o que queríamos abordar de manera informal, en lugar de hacerlo en la reunión de maitines del Comité de Dirección con Rajoy. La boda iba ser a principios de septiembre y, como es lógico, la tenía organizada desde hacía tiempo, antes de su nombramiento. Y claro, ahora, dada la amistad que estábamos forjando, nos quería invitar a nosotros y, por supuesto, también al presidente.

Es curioso lo rápido que envejecen ciertas cosas, hasta el punto de que hoy esto nos parece absurdo, extraño, pero

entonces la asistencia como invitado del presidente del
partido y otros miembros planteaba dudas internas, y obviamente en la prensa corrieron durante varias semanas
ríos de tinta sobre el asunto. Además, fue objeto de discusión, análisis y estrategia de una manera más o menos for-
mal. Durante una cena que tuvo lugar en Lloret de Mar
con ocasión de un acto del partido celebrado ahí, varias
personas, entre las que no estaban ni Maroto ni Rajoy, de-
partieron sobre la idoneidad o no de que acudiera el presidente. Y es que, el pobre Javi, con toda la buena intención
y, sobre todo, con todo su derecho a hacer lo que quisiera,
nos había situado ante el espejo de las contradicciones o, mejor dicho, de los errores fatales ante los que no puedes,
aunque quieras, volver atrás. Mientras el PP tenía recurrida
ante el Tribunal Constitucional la ley de matrimonios
entre personas del mismo sexo, uno de sus máximos dirigentes iba a casarse, como desde 2005 habían hecho ya
miles de españoles. ¿Era o no bueno que Rajoy fuera al
enlace de su vicesecretario… con otro hombre?

Evidentemente, yo asistía perpleja a toda esta conversación, más allá de que las bodas no son santo de mi devo-
ción. Para algunos, entre los que me incluyo, se trataba de
dar un paso adelante y zanjar el debate del matrimonio
homosexual, ya que en el año 2015 el propio partido lo
había asumido como una ley propia y muchos incluso
públicamente lamentaban como un error haberla recurri-
do. Una decisión que, por cierto, nos acarreaba un innecesario —e interesado por parte de la izquierda— estigma

de partido homófobo. Sin embargo, para algunos de los de esa cena, que el propio Rajoy, firmante del recurso ante el Constitucional, fuera a una boda gay era una contradicción y se podía malinterpretar por los más conservadores del partido, muy presentes en el Consejo de Ministros.

Da cuenta de hasta qué punto el tema acaparó los medios de comunicación —por cierto, muy a pesar de los novios, quienes pretendían que fuera un evento íntimo— el artículo de Antonio Lucas publicado en *El Mundo* con el título de «Rajoy o la boda de Javier», en el que escribía cosas como: «Ciertas carcundias ideológicas se sostienen en el tiempo gracias a una intransigencia. Intentar prohibir las bodas gais por "desnaturalizadas" es un buen ejemplo. Ahora hagan cuentas. A ver a cuánto les puede salir lo de estar en los esponsales de un compañero maricón». Finalmente, «haciendo normal lo que en la calle es normal», como decía Adolfo Suárez, Rajoy y los demás acompañamos a nuestro amigo en su día y bailamos y reímos, y Soraya hizo de DJ. Yo estuve poco rato, ya que me encontraba en plena campaña electoral catalana, por lo que pude escaparme solo fugazmente al festejo. Al llegar al lugar del convite, nos esperaban muchísimos periodistas que cubrían la noticia de una boda como actualidad política. Entre ellos estaba la reportera entonces de La Sexta Cristina Pardo, que a nuestro paso gritó: «Señor Arenas, ¿es su primera boda gay?». Así, al menos en parte, se puede decir que entramos en la nueva política.

En el mes de agosto me instalé definitivamente en Madrid, en el piso de una amiga de Barcelona, y acudí a la fiesta que da Asís Martín de Cabiedes, el presidente de Europa Press, todos los veranos en su residencia de El Viso y donde se congrega la clase política y empresarial. Fui con Pablo Casado, que en esas primeras semanas me hacía de cicerone en la Villa y Corte. Era admirable su capacidad incansable por estar en todas partes y saludar a todo el mundo con su mejor sonrisa. Era su estilo más reconocible. Y yo, tras él, empecé a conocer aquello que llaman «el todo Madrid». Me sorprendió esa tarde, cuando nos dejó el coche en una esquina de Castellana, encontrarnos a Florentino Pérez y Manuel Entrecanales, que ya se iban, o a diversos embajadores y jueces estrella de la Audiencia Nacional que llegaban. Algo similar ocurre también en los desayunos informativos que casi a diario se organizan en distintos hoteles de la ciudad, así como conferencias o presentaciones de libros que tienen lugar por las tardes.

Asistir es estar presente y ser alguien, un protagonista de la vida madrileña. La oficial, claro. La institucional, la de los que mandan y suelen salir en la prensa. Los que influyen en la opinión publicada. Con el tiempo, he aprendido cómo funciona este baile, consistente en llegar y saludar, siempre a la misma gente, intercambiar palabras ligeras, tal vez algún mensaje concreto interesado, marcar tu espacio, ser parte de ese territorio que llaman poder fáctico. Porque en Madrid, el poder se materializa, puedes notarlo, dependiendo de dónde te sitúen y dónde observes que están los demás. Nadie desayuna ni nadie escucha, a decir verdad. Se trata simplemente de que te inviten a formar parte de esa rutina y tú, gustosamente, lo aceptes como una responsabilidad. Esta fue una práctica habitual que ejercí durante varios años como parte de mi trabajo como política, pero he de decir que, a diferencia de muchos de mis compañeros, nunca me sentí demasiado parte de ese entorno, más allá del cargo temporal que ostentaba.

También aproveché las noches de ese verano para conocer la ciudad y dejarme llevar por la alegría de sus verbenas, por su característica esencia de agosto. Hice mis primeras amistades y comprendí esa frase que asegura que Madrid es un lugar que enseguida te acoge y en el que es fácil hacer amigos. Madrid, a pesar de ostentar su capitalidad, es una ciudad con una dimensión humana y de cercanía gracias a la forma de ser que muy pronto adoptamos la gente que la habitamos. Aquí la juerga se comparte, la vida se disfruta en común y la noche se llena, sin final, de conversaciones entre nuevos e inseparables desconocidos. Por aquel entonces, hice amistad con muchos jóvenes periodistas de distintos medios que me fue presentando Jabois y también con personas relacionadas con el mundo de la cultura. Muchas noches acabábamos en la clandestina Costello Privée, en la calle Ballesta, uno de mis locales preferidos, hoy tristemente cerrado.

Esta elección inconsciente, la de irme introduciendo en entornos que no eran quizá los más cercanos *a priori* a mí, esa curiosidad por conocer a gente diversa en opiniones y vidas distintas a la mía, sin duda, marcó no solo mi crecimiento personal y cultural, sino que influyó de forma muy considerable en mi perfil político y en la percepción que la gente tenía de mí. Nunca fue una elección estratégica. Yo no supe nunca estar en un sitio en el que no me sintiera cómoda, y lo mismo puedo decir de mis amistades. Me tenían como a una especie de *outsider* del PP, alguien que representaba a la derecha, pero con otro estilo, algo más alternativo a lo habitual y que además podía granjear cierta simpatía entre alguna izquierda. No sé si decir que la palabra exacta es moderna. La «derecha moderna» se empezaba a escuchar esos años. De hecho, este era un término al que por aquel entonces yo le daba muchas vueltas e intentaba conceptualizarlo desde un punto de vista ideológico, más allá de un estilo del que se estaba empezando a hablar, con perfiles como los de Núñez Feijóo o Cristina Cifuentes. De hecho, a finales de año, Ymelda Navajo, la astuta editora de La Esfera de los Libros, me llamó para proponerme escribir un libro sobre este tema. Años más tarde, con motivo de las primarias del PP, publiqué en *El País* un artículo titulado «Reflexiones para una derecha renovada» e insistí para que el partido abanderase esa idea, hoy, por cierto, ya en desuso. Un discurso liberal conservador de gran angular, que abarcara convicciones, desde una centrada moderación, que no fuera ni equidistancia ni criterio volátil, sino que abordara con coraje los nuevos debates que deben transformar la sociedad en las próximas décadas.

Como decía al principio, entre programas de televisión, mítines en las sedes del PP y trenes AVE constantes entre Barcelona y Madrid, con la vista puesta en la elecciones catalanas, la elaboración del programa electoral y unas elecciones generales, yo estaba entonces forjando mi identidad política, en un partido aún con anquilosadas costuras, reticente a abrirse, pero que ese año ya estaba empezando un proceso de renovación y aperturismo, aunque posiblemente a la fuerza y condicionado por la pujanza electoral de Ciudadanos, una formación que se presentaba atractiva para nuestros votantes. Los resultados en ambos comicios no fueron buenos. La pérdida de escaños en el Congreso fue lacerante y en Cataluña los independentistas se hicieron más poderosos. En pocos meses, desde la llegada de los nuevos vicesecretarios, habíamos conseguido un grado de visibilidad y reconocimiento mediático muy importante, pero no había sido suficiente para revertir el desgaste que habían provocado los años de dificultades económicas en el Gobierno y los casos de corrupción. La nueva política era un mirlo blanco y una esperanza para muchos españoles decepcionados. Y yo estaba ahí, siendo protagonista de ese momento mientras la Villa y Corte empezaba a mostrarme sus garras.

2016

SOLUCIONES ARRIESGADAS

El 13 de septiembre de 2023 *El Confidencial* publicaba la siguiente noticia: «España es un país cada vez más drogado. Lo dicen los expertos, lo dicen los estudios y, de un tiempo a esta parte, lo dice también un curioso testigo más: los contenedores de ansiolíticos que llegan a la aduana del Puerto Seco, en el municipio madrileño de Coslada. Constatadores mudos de esta peligrosa tendencia, estos han aumentado su presencia un veinticinco por ciento desde la pandemia, según han filtrado trabajadores del propio puerto». Y es que nuestro país es ya el mayor consumidor del mundo de estos psicofármacos destinados a tratar la depresión o la ansiedad, así como la falta de sueño.

¿Somos entonces los españoles los que peor salud mental del mundo tenemos? Parece chocante en un país cuyo modo de vida es tan envidiado, donde los jubilados del norte de Europa vienen a pasar sus días y cuya esperanza de vida es la más longeva, solo superada por Japón. Podría suceder entonces que seamos simples adictos al dramatismo o bien que se haya extendido su dispensación cual aceitunas en los bares. Los datos son los datos. Hablamos además de medicamentos adictivos, pero que sin embargo no tienen la percepción social de ser un problema entre quienes los toman habitualmente. Y la verdad es que si bien sus consecuencias no son tan perjudiciales para la salud como la epidemia en Estados Unidos del fentanilo o la oxicodona —ambos administrados medicamente para tratar problemas en pacientes con dolor físico—, no están por ello menos exentos de efectos secundarios. ¿Qué está pasando con las benzodiacepinas en España? ¿Será que las necesitamos realmente o nos hemos hecho adictos a lo que significan?

Yo he sido consciente del daño que me estaban provocando estas pastillas en dos ocasiones en las que, tras tomarlas sin control ninguno, padecí su cara B. Pero no voy a autoengañarme, también me sentía muy bien consumiéndolas. Esos blísteres obran milagros. Puedes dormir, te relajan, la musculatura se descontractura e incluso acabas por sonreírle a los cantamañanas con los que te cruzas. Son los Sugus de la felicidad. Además, te los recetan y te los dispensan profesionales con bata blanca y pagas por ellos tus impuestos. El portavoz de la Asociación de Profesionales de Salud Mental, José Valdecasas, explicaba que «este tipo de tratamientos son de fácil prescripción, pero esto puede ocasionar que dejarlos sea todo un reto, pues, al hacerlo, los pacientes muchas veces tienen que volver a lidiar con la ansiedad que provocó que se los recetaran por primera vez».

Y entonces vuelta a empezar. O para qué dejarlas. Porque a pesar de que lo indicado sea usarlas por un periodo de tiempo determinado, entre ocho y diez semanas, lo más frecuente es que, una vez te hayas acostumbrado a ellas, no puedas dejar de tomarlas. En otras palabras, si tan bien te sientan, ¿qué necesidad hay de prescindir de ellas? Es entonces cuando, sin darte cuenta y estando en una nube de placer, ya no puedes parar. ¡Te damos la bienvenida a tu nueva vida como adicto al «keep calm & stay cool»! Toca aquí, es verdad, puntualizar que es cierto que las benzodiacepinas actuales no tienen los mismos riesgos mortales que los barbitúricos, cuya prescripción está por ello actualmente en desuso.

Yo pasé muchos años hasta que me di cuenta de que la principal contraindicación de las benzodiacepinas es que generan una fuerte dependencia y que dejarlas no iba a ser cuestión de un día para otro sin más. De hecho, nunca sentí que tenía un problema de adicción, que debía parar de consumirlas, que me sentaban mal. Al revés, me daban la vida, ya que su principal función es que reducen la excitación neuronal, lo que se refleja en un efecto relajante e hipnótico que permite dormir a quien las toma, con lo que son muy habituales para tratar la ansiedad y el insomnio. ¡Esto es lo que yo tenía y lo que más necesitaba aplacar! Se trata así de un círculo vicioso que se repite tanto entre tanta gente que los expertos han llegado a una peligrosa conclusión: los ansiolíticos en España se toman como si fueran caramelos. Son parches fáciles y rápidos, pero nos enferman si se consumen de una forma no adecuada.

Los datos lo empiezan a mostrar: en España, en 2021 se alcanzaron por primera vez las noventa y tres dosis diarias de ansiolíticos e hipnóticos por cada mil habitantes, un 6 por ciento más que en 2019, según datos de la Agencia Española de Medicamentos y Productos Sanitarios. La toma de los ansiolíticos se ha normalizado tanto en el país que se ha vuelto algo normal automedicarse con estos fármacos. Un 9,7 por ciento de la población entre los quince y los sesenta y cinco años usó en el último mes algún tipo de medicamento hipnosedante como ansiolíticos o benzodiacepinas, según la última encuesta sobre alcohol y otras drogas que ha publicado el Ministerio de Sanidad. Esto quiere decir que casi una de cada diez personas los ha usado en el último mes en España, muchas veces sin saber que son sustancias tremendamente adictivas y que pueden provocar dependencia a partir de muy pocas dosis.

No fue hasta 2020 cuando por primera vez un médico me alertó de la peligrosidad de abusar durante mucho tiempo del consumo de una serie de medicamentos que yo recitaba cual lista de los reyes godos: lorazepam, Rivotril, Orfidal, lormetazepan, Valium, alprazolam, Lexatin. A pesar de eso, no los dejé de tomar hasta el 2022. Para entonces, llevaba siete años de estrecha relación con ellos. Más adelante, contaré cómo fue todo el proceso y cómo fue darse cuenta de la realidad. En ese momento, en 2016, lo único que me preocupaba era estar bien para dar lo mejor de mí en un entorno salvajemente exigente. Resultaba fácil encontrarme mental y físicamente con unos síntomas que parecían idóneos para que me recetaran cualquier benzodiacepina. Una forma rápida y eficaz de poner un parche para ir tirando, sin profundizar, ni yo ni nadie, en lo que me estaba pasando realmente.

Y es que dormir mal y poco era un hábito, como si se tratara de un modo de vida, sin otra alternativa que padecer estrés o sentirme ansiosa. Luego no interesaba pararse a pensar que esta no era una forma de vivir, saber cómo paliarlo sin medicarse eternamente o abordar los problemas que generaban estos estados emocionales. El cuerpo nos alerta cuando le sometemos a presión, a condiciones extremas o a un desgaste fuera del habitual, y su manera de informarnos es activando un funcionamiento inadecuado de alguno de nuestros sistemas, sea el inmunológico, el nervioso, el psicológico, el digestivo o el linfático. El insomnio es un aviso de que algo está sucediendo que no permite que alcancemos el equilibrio adecuado. Y por mucho que atiborremos a nuestro cuerpo con lorazepam, no vamos a abordar el desencadenante que lo provoca, sino que agravaremos la causa y la consecuencia de la falta de sueño.

Ojalá hubiera sabido todo esto en aquel entonces. Hubiera disfrutado más de mi vida sin la constante sensación de estar al límite de mis fuerzas y con una melancolía permanente. A pesar de encontrarme en un momento de éxito profesional y con experiencias vitales maravillosas, al apagarse las luces, quedarme a solas y entrar en casa, no podía evitar sentirme desafortunada, sin encontrar el motivo de la frustración; o pensaba que cualquier cosa era una razón para la tristeza.

Para arreglar estos fallos, un psicólogo al que acudí me recetó una nueva marca de antidepresivos y más benzodiacepinas. Es verdad que, en esos momentos, yo buscaba soluciones rápidas, y no pensaba demasiado por qué me estaba sintiendo así. Y, por otro lado, tampoco creí nunca que no me gustase lo que estaba haciendo o que quisiera dejarlo, al contrario. Yo misma estaba extrañada por lo que notaba y lo achacaba todo a la presión y a la carga de trabajo. En definitiva, todo era cuestión de nervios, pensaba. Y supongo que en parte lo era, pero acostumbrar a tu cuerpo a funcionar así, con subidas y bajadas de adrenalina tan fuertes, acaba por hacerte petar. Y eso, aunque yo no lo creía, iba a pasarme factura a la larga. Porque toda esa medicación eran parches, un remedio útil y temporal siempre y cuando me hubiera hecho responsable de buscar las causas en lugar de aprender a manejarlo con normalidad. Cuando hablo con políticos, hay algo en común que siempre achacamos a todo lo que nos pasa: la falta de tiempo y lo rápido que nos va la vida. Como me dijo Cuca Gamarra, podemos estar delante de una comida buenísima y sin embargo estamos pensando en que acabe ya para ponernos a hacer lo que tenemos en la agenda después. «Al final, nos acaba sentando mal todo lo que comemos», según sus propias palabras.

Quizá sea porque ahora sé más de mí misma, cómo respondo ante determinadas circunstancias, y he aprendido a leer correctamente los avisos de mi cuerpo. A dormir bien sin pastillas, porque no es normal hacerlo a diario años y años con ayuda de un fármaco. A no necesitar Lexatin para lidiar con los problemas sino a parar tres segundos y enfocarlos. Tomar las riendas sobre nuestra propia vida, en qué lugar estamos, el tiempo que le dedicamos y cómo sentirnos a gusto con lo que tenemos alrededor. Este es un simple ejercicio que nos permite lograr el necesario equilibrio mental para gestionar nuestras energías. Tal vez esto que digo puede sonar algo esotérico, pero ¿no lo es más habituarnos a la química en nuestro organismo?

Estas preguntas hay que hacérselas antes de embarcarse en las benzodiacepinas ya que, si bien es cierto que pueden servirnos de ayuda en un momento puntual que atravesemos fuera de lo normal, muy probablemente, si no encontramos respuestas en nosotros mismos, no tendremos ningún motivo para dejar de tomarlas. Yo en ocho años no lo tuve. Estoy nerviosa, me tomo una pastilla. No puedo dormir, me tomo una pastilla. Tengo ansiedad, me tomo una pastilla. Estoy tensa, me tomo una pastilla. Me duele la espalda, me tomo una pastilla. Siempre había una buena excusa. Ahora lo veo en mis amigas. Llevan en el bolso Valium para lo que surja. Mal día de trabajo, vienen mis suegros a cenar, lo he dejado con mi novia… Obviamente, yo lo veo con otros ojos porque he sufrido las consecuencias de haber creado tolerancia y adicción. Para mí están prohibidas de por vida y me veo en la obligación de decir que, si a mí me ha pasado, le puede pasar también a cualquiera. Así que debo aconsejar que se busquen otras fórmulas que no sea esa relación automática entre no manejar nuestro estado de ánimo y medicarnos. Solo tenemos que pensar en qué opinaríamos si en lugar de hablar de fármacos, dijéramos con normalidad que necesitamos una sustancia adictiva de las ilegales: veríamos claramente una relación de dependencia que debería tratarse.

Algo similar sucedió en Estados Unidos con el Oxy-Contin, como refleja perfectamente la serie de Netflix *Medicina Letal,* protagonizada por Matthew Broderick y curiosamente creada por el director de la serie *Narcos,* Eric Newman. En los años noventa, el laboratorio Purdue Pharma y toda una red sanitaria y comercial popularizó la oxicodona, un opiáceo semisintético utilizado para tratar dolores. Obviamente, aunque legal, debía de prescribirla un médico y se trataba de un fármaco altamente adictivo, que podía derivar en su abuso más allá del tratamiento. Sus efectos tienen 1,5 veces la fuerza de una dosis similar de morfina. Además de calmar el dolor durante horas, la oxicodona produce numerosos efectos secundarios. Los más comunes son la euforia, náuseas y vómitos, pérdida de apetito, mareos, picores y sudoración, aunque también puede llegar a provocar irritabilidad, depresión, delirios, alucinaciones… En Estados Unidos unos once millones de personas la consumen al año con fines no medicinales. La oxicodona es una de las principales drogas responsables de la epidemia de adicción a los opiáceos —derivados de plantas— y opioides —sintéticos con efectos parecidos— que atenaza a la población estadounidense desde los años noventa. La epidemia se inició cuando los opioides comenzaron a ser recetados cada vez más frecuentemente para paliar dolores. Al principio, solo para aquellos más agudos, hasta que la farmacéutica consideró que «cualquier dolor es dolor» sin distinción, es decir, matar moscas a cañonazos.

En los años siguientes, el consumo de estas sustancias aumentó considerablemente, y hoy se consiguen tanto por prescripción médica como ilegalmente. Entre 1999 y 2020, hubo más de ochocientas mil muertes por sobredosis en Estados Unidos y, de ellas, los opioides fueron responsables de unas quinientas mil. Entre los adolescentes, con la excepción del cannabis, los opioides con prescripción ya son la droga más popular: se consumen más que la cocaína, la heroína y la metanfetamina juntas. En palabras del propio Eric Newman: «Los opiáceos estaban matando a la misma cantidad de gente (que las drogas) y destruyendo la misma cantidad de vidas, y quienes las vendían eran igualmente perversos, pero como todo era legal, se veía como una crisis sanitaria. A diferencia de los traficantes que son siempre honestos con respecto a quienes son y lo que hacen, este grupo se comportaba como si le importara el bienestar de los seres humanos». En 2019, la fiscal general de Massachusetts interpuso una demanda contra Purdue Pharma, en la que se les acusa de ser conscientes de que una dosis alta y mantenida en el tiempo de su OxyContin podría incrementar el riesgo de efectos secundarios graves, como la adicción. La empresa ofreció un acuerdo de conciliación prejudicial de doce mil millones de dólares, pero los fiscales lo rechazaron. En 2020, Purdue Pharma se declaró culpable de tres cargos criminales relacionados con la venta de OxyContin, pero por ahora solo ha habido represalias económicas contra los responsables.

Actualmente, es el fentanilo el narcótico sintético que está causando estragos en Estados Unidos y que ha matado a más de cien mil personas en el año 2023. Se distribuye en los mercados de drogas en forma líquida, en pastillas o en polvo. Es frecuente que algunos adictos lo tomen mezclado con fármacos como el Percocet —un analgésico con oxicodona—. De hecho, se ha considerado una auténtica arma geopolítica entre este país y China; el Gobierno estadounidense ha acusado directamente a la potencia asiática de hacer llegar esta sustancia a través de los cárteles mexicanos. Como si de una tercera guerra del opio se tratase, empresas chinas estarían introduciendo de forma camuflada componentes químicos para elaborar esta droga. El equivalente a una tonelada de heroína en fentanilo pesa apenas veinte kilos y es cincuenta veces más potente.

Comprensiblemente, a un paciente que llega a una primera visita no se le prescribe un opioide potente como el fentanilo nada más entrar por la puerta. Antes de llegar a él, se prueba con otros fármacos siguiendo la conocida «escalera analgésica de la OMS». El fentanilo estaría en el tercer escalón de esa escalera y antes de llegar a él tenemos los medicamentos analgésicos no opioides como el metamizol (Nolotil) o el diclofenaco (Voltaren), y los opioides débiles como el tramadol. Si eso tampoco hace efecto y el dolor persiste e incluso se intensifica, pruebas con técnicas intervencionistas como bloqueos y corticoides, hasta que finalmente pasas a la morfina. Incluso antes de pasar a ese tercer escalón se combinan fármacos de los dos primeros peldaños. Sin embargo, en el dolor crónico es tentador dar por superadas las etapas y necesitar cada vez más.

En 2021, el Ministerio de Sanidad implementó el visado con el que limita el uso de fentanilo exclusivamente a pacientes oncológicos como medida de prevención ante la situación tan alarmante que se está dando en Estados Unidos. Cierto, el dolor, aunque es dolor por igual —cualquiera que sea su causa—, no mata, pero el mal uso y abuso del fentanilo, sí. Sin embargo, padecer dolor de forma contante sí puede condicionar y mucho la calidad de vida del que lo sufre, hasta llegar a buscar cualquier solución por arriesgada y desesperada que esta pueda llegar a resultar. Sí me ha sorprendido un dato que refleja la encuesta sobre alcohol y otras drogas en España del Ministerio de Sanidad: el uso esporádico de fentanilo era del catorce por ciento en el año 2022 cuando en 2018 era del 1,9 por ciento.

Sin irnos a estos extremos —ya que es evidente que el sistema de sanidad y farmacia en España y en el conjunto de la Unión Europea no permite la relajación de los controles en la venta de medicamentos como las benzodiacepinas— y sin que hablemos en términos de epidemia, no es menos cierto que los datos mencionados al principio deben hacernos poner el foco en que algo está ocurriendo en la demanda y en la prescripción de estos fármacos, hasta haber convertido a España en su mayor consumidor. ¿Los necesitamos o nos hemos aficionado demasiado a ellos? Este tipo de medicamentos tienen un uso bastante común, aunque muchas veces no sería necesaria su ingesta y en muchas ocasiones este exceso de medicación se debe a no tener en cuenta los efectos secundarios, entre los que se encuentran:

- Dependencia: el consumo continuado de ansiolíticos tiene un efecto adictivo.
- Tolerancia: significa que, al cabo de un tiempo, la dosis que tomabas en un inicio no te surtirá efecto, por lo que la tienes que aumentarla, y así sucesivamente.
- Mareos, problemas de equilibrio: al deprimir tanto el sistema nervioso, un efecto secundario común son los mareos o la pérdida de estabilidad.
- Somnolencia: es bastante común que las personas que consumen ansiolíticos se queden dormidas durante el día y tengan mucho sueño pese a haber tenido un buen descanso.
- Visión borrosa.
- Boca seca.
- Problemas de estreñimiento, ya que se ralentiza el sistema digestivo.
- Problemas de memoria con su uso prolongado. Esto, además, se incrementa ya que pueden llegar a producir problemas de concentración.

Sí, efectivamente, yo hice un completo, y llegué a padecerlos todos, lo que teniendo en cuenta el grado de exposición pública al que estaba sometida en esos años, es evidente que no siempre resultó sencillo de ocultar. Suponía un problema difícil de sortear, especialmente cuando tenía que hacer entrevistas en televisión. Cada vez que iniciaba una comparecencia enfrente de la cámara, temía por lo que me podía pasar casi seguro: quedarme con la boca seca, casi sin poder hablar. Son incontables las veces que esto me sucedió y tuve que disimular. Intentaba tener cerca agua, una pastilla Juanola o ponerme a toser para reponerme. No siempre se me pasaba. Entonces me esforzaba en sobregesticular movimientos, entre la lengua y el paladar, para salir de esa incómoda situación. Esos gestos, extraños para quien me estaba viendo al otro lado de la pantalla, daban lugar a muchas suspicacias malintencionadas que tuve que leer en comentarios de las redes sociales.

Una vez, después de aparecer en el programa de La Sexta *Más Vale Tarde,* alguien publicó un vídeo de mi entrevista en el que, en el plano de escucha mientras Mamen Mendizábal me preguntaba, se podía ver cómo yo hacía unos movimientos con la boca que enseguida se interpretaron de forma malintencionada, es decir, que iba colocada, puesta, eufórica de rayas de cocaína, y que por ello me bailaba la mandíbula. Siempre me resultó curioso que alguien pudiera llegar a pensar que tuviera una falta de conciencia tan grande como para consumir drogas antes de salir en la tele a responder preguntas políticas. Como si tal ejercicio estuviera exento de complicaciones a la hora de tener que preparar antes lo que se quiere decir, el mensaje a trasladar y las posibles preguntas afiladas del entrevistador. Como si fuera capaz de abstraerme de que al aparecer en las pantallas me estaban observando mil y un ojos. Como si desconociera que tras cada una de las intervenciones iba a ser escrutada, criticada y analizada al milímetro, en fondo y forma.

Todo esto me apretaba por dentro, me llenaba de nervios, me tensaba la autoexigencia, el hacerlo bien, tal y como había preparado, no dejándome ni una frase por decir de las que importaban. Ese era mi trabajo, trasladar los mensajes del día, la postura del partido sobre cada uno de los temas para que a través de los medios llegaran a una gran mayoría de españoles. Pues bien, ahí estaba yo, después de clavar una entrevista, teniendo que leer que iba puesta de cocaína porque se me secaba la boca a causa de los relajantes musculares. Nunca contesté a ninguno de los odiosos tuits que se reían de mi llamándome drogadicta. Nunca dije la verdad, sino que me sentía avergonzada y con toda la rabia por no haberlo podido controlar. Era imposible hacer frente a todos esos comentarios de burla, pero también lo era ignorarlos, porque leer, los leía. Incluso intentando no hacerlo, siempre acababa cayendo en uno de ellos. Por cierto, hoy en día, a veces, veo a otros políticos pasando por algo parecido. Me digo: «Este toma Lexatin fijo». Lo cual, insisto, no es ni ilegal ni algo de lo que avergonzarse.

Las benzodiacepinas se pueden necesitar en momentos puntuales. Nos ayudan a sobrellevar situaciones complicadas.

El problema es cuando se depende de ellas siempre para afrontar nuestra vida cotidiana. Entonces, esa ayuda que nos brindan se convierte en un inhibidor de nuestra propia responsabilidad para enfrentar la realidad de una manera adecuada para nuestro equilibrio emocional. Las necesitamos, pero ¿son útiles siempre?

Obviamente, todo esto me afectaba, hasta el día que no pude más, en febrero de 2021, y tuve que hacerlo público. No podía aguantar todas las mentiras que se decían sobre mí cuando mi única culpa era trabajar y sobrellevar lo que me pasaba, que para aquel entonces ya era una enfermedad con nombre. Yo me había convertido en un blanco al que disparar, la chica joven a la que se puede decir de todo, cualquier insidia, que si va borracha o drogada, como si eso no me llegara a mí directamente. Afortunadamente, nuestra relación con las redes sociales ha ido cambiando a lo largo de estos años y ya nos hemos autoimpuesto ciertos límites en lo que nos afectan unos comentarios de anónimos, la relevancia de lo que allí diga cualquier desconocido o la atención que les prestamos en general. Pero en esos años, tenían mucha incidencia y, sobre todo, eran fácilmente manipulables, en especial por los partidos políticos, con Podemos a la cabeza de su control.

Como ejemplo ilustrativo, una vez me encontré en el andén de la estación de Sants a Pablo Iglesias. Como nos conocíamos, y es lógico dentro de la cortesía, nos saludamos e intercambiamos cuatro palabras. Acto seguido, un grupo de gente que estaba ahí al lado le siguió y empezó a increparle. Al día siguiente, amanecí con Twitter hasta arriba de notificaciones. Pablo Echenique, una de las personas más tóxicas y nocivas que en mi opinión han estado en política recientemente, había puesto un tuit en el que se podía ver un vídeo de la secuencia y en el que me culpaba directamente a mí de haber alentado una persecución contra Iglesias. Varios medios se hacían eco de ello, responsabilizándome de ser la instigadora de aquello. El responsable de redes sociales del PP me informó de que, al parecer, todos esos tuits en mi contra se estaban enviando desde una misma localización. Escribí un mensaje de enfado al líder de Podemos, diciendo que de qué iban montando esa tergiversación. Se disculpó y me dijo que lo eliminarían. Los tuits cesaron inmediatamente. Con esto quiero decir que la mayor parte del ruido generado en esta red social no ha sido ni es un estado de opinión del conjunto de la sociedad, sino movimientos muy dirigidos para crear esas tendencias y *hashtags*. Lo malo es que, muchas veces, los periodistas y los medios se han dejado guiar por lo que acontecía en ese micromundo.

Conocí precisamente a Pablo Iglesias en el año 2016, con motivo de la primera sesión de investidura fallida de Pedro Sánchez, después de que Rajoy renunciase a presentarse a pesar de haber ganado las elecciones en diciembre de 2015. Nos enteramos de esta decisión por una breve llamada de la jefa de prensa del partido, Marilar. Yo me encontraba en Granada pasando el fin de semana con mi amiga Emilia para conmemorar el cuarto centenario de la muerte de Fernando el Católico. Llamada breve y escueta, a última hora de la noche, para decir que estuviera disponible desde primera hora del día siguiente para que me pasaran llamadas de los medios y contestar a periodistas. Ese día, único en la democracia española, bajé a la cripta de la catedral donde descansan Isabel y Fernando, Juana, Felipe y el pequeño Miguel, junto al obispo y al alcalde de la ciudad. Por supuesto aquello, lo de Rajoy, fue un auténtico revuelo, pero acabó resultando una estrategia del todo efectiva. Como nos dijo entonces Mariano: «La ansiedad en política es muy mala. Y estos dos están demasiado nerviosos ya con querer llegar al poder. No van a ponerse de acuerdo».

El líder socialista decidió aceptar la propuesta del rey y se presentó pensando que contaría con los votos de Podemos, que finalmente no consiguió. Fueron unas semanas de mucha intensidad política, todo el mundo estaba interesado en saber si lo conseguiría. Y no olvidemos que era la primera vez que los españoles podían tener un Gobierno formado por el nuevo partido de izquierda radical. El segundo día del debate de investidura, los medios de comunicación presentes en el Congreso de los Diputados buscaban declaraciones de los políticos de los diferentes partidos. Creo recordar que, en toda la mañana, realicé alrededor de diecisiete entrevistas, sin exagerar. Pero fue una de ellas la que destapó el «verdadero» acuerdo de investidura.

Thais Villas, simpática presentadora del programa de La Sexta *El Intermedio,* me esperaba a la salida del Congreso. Me preguntó por el beso en los labios que se habían dado

los diputados de Podemos Pablo Iglesias y Xavier Domènech. En clave de humor, la periodista se preguntaba si, a
falta de pactos entre los partidos para conformar gobierno,
era posible que en el hemiciclo hubiera pactos amorosos.
Contesté que, en realidad, los políticos nos llevamos mejor
entre nosotros de lo que se piensa y que, a pesar de la dureza del debate en el Parlamento, se podía tener una buena
relación con personas de bancadas diferentes. Así dije que
Pablo Casado era muy simpático pero que Íñigo Errejón
también me podía caer bien. Villas me preguntó entonces
quién me parecía el diputado más guapo. «Hay uno con el
pelo largo, que es guapo», contesté y fue el error que cometí, sin decirle nombre alguno, ya que no sabía ni quién
era. Por la noche, cuando vi el programa en casa, vino la
sorpresa. La presentadora había intuido que el diputado en
cuestión era Miguel Vila y fue a contarle…

Thais Villas: Bueno, Andrea, eres uno de los rostros de la
nueva política, que llaman. No sé si se va a llegar a un
acuerdo político porque la cosa está difícil, pero ¿tú crees
que se puede llegar a algún pacto amoroso entre gente de
diferentes bancadas?

Andrea Levy: Yo lo he visto desde arriba y había alguno
que…

T. V.: ¿Has visto actitudes?

A. L.: Yo creo que nos llevamos mejor de lo que la
gente piensa. Yo creo que sí y que fluya el amor en el Congreso. Yo lo veo perfecto.

T. V.: Todo el rato. ¿Quién es el más guapo del Congreso hoy por hoy?

A. L.: Hay uno que no sé cómo se llama. Con el pelo largo así.

T. V.: ¿Y no sabemos cómo se llama?

A. L.: Es de Podemos, pero estaba bien.

T. V.: ¿De Podemos?

A. L.: Pero sin coleta.

T. V.: No es Pablo Iglesias, no es Alberto Rodríguez el de las rastas… Que le encontramos aquí un marido a Andrea Levy.

A. L.: Luego me envías un wasap y así le escribo.

T. V.: Claro, te envío yo el teléfono si hace falta. Yo te lo busco.

A. L.: Me lo buscas luego. Ese me ha gustado.

También preguntó a Pablo Iglesias sobre quién era el diputado más guapo y este no lo dudó: «Es Miguel Vila». Al comentarle que yo me había fijado en él, Iglesias se ofreció a hacer de «alcahueta» entré los dos y dedicó esa misma noche vía Twitter la canción «Qué le voy a hacer si mi novia es de derechas», de Los Chikos del Maíz. Miguel contestó al tuit: «Siempre dijimos que la sonrisa vence al odio y la tuya hoy lo ha demostrado». Yo les respondí a los dos: «A favor de la sonrisa siempre: si seguimos sonriendo, hasta llegamos a la investidura». En fin, tonterías sin más.

Después de emitirse el programa, los comentarios se desataron. Varios medios se hicieron eco de la noticia. Pero lo que nunca pude imaginar es que esa broma, circunscrita a un programa de humor, pudiera acabar en la tribuna del Congreso de los Diputados. Estas fueron las palabras del diputado Pablo Iglesias: «Parece que, a partir de ese beso, la política española se está calentando. Ayer en un programa de La Sexta asistí con estupor ante el hecho de que una diputada del Partido Popular, la señora Andrea Levy, bebe los vientos por un diputado de Podemos, el señor Miguel Vila. Y les aseguro algo, no está entre mis funciones como presidente de mi grupo parlamentario controlar la virtud de mis diputados, sino garantizar su felicidad. Así que si quieren ustedes conocerse, pongo a su disposición mi despacho [*el presidente de la cámara pide silencio*]. Fluye, fluye el amor y la pasión en la política española. Pedro, solo quedamos tú y yo».

Un apunte sobre esto: no puede separarse el tono empleado por Iglesias en la segunda jornada del debate de investidura de la dureza empleada por este en la primera sesión, cuando revivió el PSOE de los GAL, recordando las manos manchadas de cal viva de Felipe González, hecho que molestó mucho a Pedro Sánchez. Para rebajar la tensión, en la siguiente intervención, el de Podemos utilizó un tono más amable y con bromas sobre el amor en el hemiciclo, como la del beso con Domènech y la de *El Intermedio,* para acabar con ese: «Pedro, ahora solo quedamos tú y yo». Pero las críticas por ese comentario se sucedieron en diversos medios, desde los más cercanos a Podemos a los que no lo eran. Todos coincidían en lo poco afortunado que fue trasladar una broma, propia de un programa de humor de televisión, al debate de investidura. De hecho, el mismo programa que emitió este vídeo afirmó en la siguiente emisión que no debía olvidarse que todo formaba parte de un juego del que eran cómplices políticos y presentadores del programa.

Sin embargo, yo estaba avergonzada de que mi nombre se hubiera utilizado de esta forma en un día tan importante a ojos de los españoles, en el mismísimo Congreso de los Diputados y en una sesión de investidura, algo que quedaría para siempre reflejado en el Diario de Sesiones. Durante días, arrastré un sentimiento de culpabilidad por mi equivocación y, lo peor, sentía haber fallado a mi partido y, en especial, a Mariano Rajoy, que imaginaba atónito ante lo sucedido. ¡Qué insidias eran esas! Esa anécdota me perseguiría durante tiempo en contra de mi voluntad, reducida a eso, al chascarrillo del «te gusta uno de Podemos» que ni era remotamente cierto. De hecho, ni había hablado antes ni nunca llegué a hablar con ese chico. Una vez, un taxista de Barcelona no pudo evitar preguntarme cuando me subí a su vehículo: «¿Y qué, al final pasó algo con el podemita?». Me produjo un gran dolor todo aquello que se generó en contra de mi voluntad. Pequé de ingenuidad.

Al día siguiente, en una entrevista a Pablo Iglesias en el programa *La Sexta Noche,* la periodista Cristina Pardo no dudó en interpelar al líder de Podemos sobre esta cuestión:

Cristina Pardo: Una puntualización, señor Iglesias. Es verdad que Andrea Levy se tomó con humor el programa de

El Intermedio, pero yo tengo dudas y no solo dudas, sino información, de que no le hizo gracia su comentario en la tribuna, eso sí que se lo digo. Lo de les presto mi despacho y tal fue de dudoso gusto; para gustos, los colores, pero creo que a ella no le pareció que fuera de buen gusto, eso sí que se lo digo.

Pablo Iglesias: Pues si me lo dice ella directamente, le pediré disculpas, porque no era mi intención más que continuar una broma que creo que ella planteó y comenzó con muy buen humor, y creo que eso es [interrumpe Cristina] muy saludable.

Cristina Pardo: Si ustedes mismos reaccionan así cuando alguien entra al trapo de una broma de una televisión, probablemente, al final el político termina mucho más constreñido si sabe que las consecuencias van a ser que luego uno de ustedes lo lleve a la tribuna del Congreso y más en el tono de «les cedo mi despacho», porque probablemente si usted hubiera hecho otro tipo de broma, hubiera quedado, a lo mejor, más simpático. Pero creo que ustedes mismos se hacen daño, porque se constriñen después si hay que entrar al trapo de una broma en una televisión.

Al día siguiente, Pablo Iglesias debió entender que el comentario no le había dejado en buen lugar, sino que, al contrario de lo que pretendía, se le había vuelto en contra. Recibí un mensaje suyo en el que se disculpaba por la broma en el Congreso: «Demostrar que los que nos dedicamos a esto somos seres humanos que podemos seguir la coña a un periodista me pareció sano. Podremos tener todas las diferencias del mundo, pero humanizar un poco la política creo que es bueno».

Di la polémica por zanjada sin embargo, lo que ocurrió a partir de entonces en los medios de comunicación fue incomprensible. Esa excusa, el posible novio de Podemos, abrió la puerta para que empezaran a publicar cualquier clase de asuntos sobre mi vida privada. Durante un par de días, reporteros de La Sexta me seguían ahí donde iba para que hablase del asunto. Me sentía abochornada, ridícula, me dolía verme reducida a esa broma a la que yo no le había dado la menor importancia y se retorció al antojo de Podemos. Supongo que, fruto de la llegada de una nueva generación de políticos, pero también de periodistas de edades similares, todos en la treintena, se abrió una etapa en el que algunos políticos se convirtieron en personajes reconocidos y cercanos a la cultura pop. Eso, a su vez, implicaba que más allá de su faceta política, sus vidas interesaban, quería conocerse casi todo sobre ellos y, claro, la prensa preguntaba e investigaba.

Desde mi nombramiento como vicesecretaria general del PP, fueron varios los medios de comunicación que se interesaron por mi estado sentimental, publicando informaciones más propias de la prensa rosa que de las páginas políticas y que a veces eran ciertas y a veces no, lo que, por otro lado, es propio de ambos géneros. El caso que más me sorprendió fue el de una periodista de *El Confidencial Digital* que me llamó directamente para hacerme la siguiente pregunta: «¿Cómo afecta su relación con el periodista Manuel Jabois a su trabajo diario como vicesecretaria del PP?». Quedé tan alucinada que solo pude contestarle: «Todos estamos muy felices». Marilar llamó inmediatamente al director del diario. Tal atrevimiento no era propio del trato que deben mantener un periodista y un responsable político y no es usual que se hable sobre este tipo de cuestiones de índole tan personal. Él contestó que, hoy en día, los diarios digitales viven de este tipo de cotilleos que atraen la atención de los lectores.

Una vez, un director de periódico me dijo que había ordenado hablar sobre mi vida personal, ya que no le había dado una entrevista política el día que él me lo había pedido. Es un caso extremo, pero cuando vi esa página impresa, me di cuenta de cómo había perdido mi intimidad. Así pues, parece ser que nos tendremos que acostumbrar a que el mayor de nuestros lujos, nuestra vida privada, cada vez nos pertenezca menos. Quizá por esta experiencia, cuando empecé mi relación con Nacho Vegas, tuve mucho cuidado en proteger nuestra intimidad. Casi como una obsesión, evitaba cualquier tipo de fotografía de ambos juntos. Incluso cuando estábamos en entornos privados y relajados, no podía evitar escudriñar a cualquiera con un teléfono móvil intentando sacarnos una foto. Afortunadamente, lo logré en tres años largos de relación.

Ese mismo año, el suplemento de *El Mundo*, *La Otra Crónica*, publicó con motivo del día de San Valentín un especial «Solteros de oro 2016». En el aparecían los pros y contras de mantener una relación sentimental con diversas personalidades del mundo político, empresarial, deportivo o del papel cuché. En mis contras se avisaba: «La situación actual del país dificultará tener una cita». Esta era una gran verdad y quizás por eso siempre se empeñasen en conseguirme pretendiente los propios periodistas… He aprendido a tomármelo con humor, aunque no siempre lo he vivido de la misma manera y, de hecho, estas apariciones me han llevado a discutir e incluso a perder alguna relación. Y la mayoría de las veces, no he podido entrar en comentar o desmentir si lo que se publicaba era verdad o no, como tantos novios que me atribuyeron sin saber muy bien yo por qué.

Volviendo a la vida política, ese año finalmente hubo repetición electoral y, en el mes de junio, el PP mejoró su anterior resultado, mientras que Ciudadanos y PSOE bajaron ligeramente, y Podemos se mantuvo. Siempre recuerdo la frase de Rajoy que le acabó dando la razón: «A veces no hacer nada ya es hacer algo». Y así fue. Con ese margen de distancia, y con una fuerte crisis interna que se le venía encima a Pedro Sánchez, el registrador de la propiedad logró su objetivo y pudo formar Gobierno, aunque no fue todo un camino de rosas.

Para darle su apoyo, los de Rivera exigieron lo que se denominó el Pacto de las Lentejas, una serie de medidas que Mariano Rajoy debía comprometerse a aplicar de forma inmediata y que no resultaban favorables para nuestra formación, en tanto eran un acuerdo sobre regeneración y anticorrupción muy estricto. Por otro lado, acabó resultando ya no impracticable, sino, incluso, contraproducente. Se trataba de seis condiciones para negociar el sí a la investidura, por lo que si ese documento no se firmaba previamente, ni tan siquiera se entraba a hablar del acuerdo de investidura. Por lo tanto, y dada la situación, «eran lentejas», tal y como afirmó entonces Fernando Martínez Maíllo. Finalmente, el 19 de julio, y cuando Rajoy llevaba ocho meses en funciones en la Moncloa, se llegó a la firma, que incluía medidas como separar de forma inmediata a cualquier cargo público que hubiera sido imputado formalmente por corrupción política hasta la resolución completa del procedimiento judicial, eliminar los aforamientos o los indultos a condenados por delitos de corrupción política y crear una comisión de investigación parlamentaria sobre la presunta financiación ilegal del PP, en definitiva, sobre el conocido popularmente como caso Bárcenas.

Esa era la estrategia que estaba utilizando Albert Rivera: apuntar directamente a la figura de Rajoy, que, por aquel entonces, aunque recuperado de los malos resultados electorales de 2015 tras el éxito de sus planes, había sido muy cuestionado interna y mediáticamente. Durante los meses que duró la «España sin Gobierno», no pocas fueron las voces que pedían un cambio de liderazgo al frente del PP y los movimientos soterrados no se hicieron esperar. En el Comité de Dirección lo intuíamos, veíamos cómo se dejaban querer unos, y otros se dejaban ver más de lo habitual. Lo más sorprendente fue un día que acudí a la sede del diario *El País* a hacer una entrevista. Al acabar, ya casi en la puerta de salida, uno de los más altos directivos me hizo llamar a su despacho. Pensé que se trataba de una mera cortesía. Pero, al contrario, aquello se convirtió en un interrogatorio en toda regla para averiguar mi postura ante diversos cargos del partido y del Gobierno que habían llamado al periódico, de manera sutil, pidiendo apoyo y cobertura para posicionarse como alternativa después de la renuncia de Mariano a presentarse a la investidura.

En esos momentos, se hablaba incluso de llamar a una figura profesional y apolítica, un tecnócrata, tal como había hecho Italia con Mario Monti unos años antes, que suscitara simpatías entre PP y PSOE, y así alcanzar un acuerdo de gran coalición. Descartada esta opción, algún veterano y otros más jóvenes del PP hacían méritos entre grupos mediáticos y empresarios para ganarse simpatías que les permitieran postularse como recambio en la presidencia del partido. Entre los nombres que me dio ese periodista, me sorprendió que la mayoría formaban parte del entorno más cercano de Rajoy, siendo muchos de ellos apuestas personales suyas en cargos de máxima responsabilidad.

Pero, sin duda, quien más supo aprovechar ese momento para posicionarse entre la opinión pública y la publicada como futuro de la derecha española fue Albert Rivera. Su objetivo era sustituir al entonces presidente del PP, no sé si en este mismo partido o en el suyo. Apoyos no le faltaron, pero en ese viaje al sol, sus alas se quemaron hasta hacerle caer. También es verdad que, en esos tiempos, muchos empresarios aprovecharon la nueva formación de Ciudadanos para conseguir sus propósitos. Un día, Pablo Casado y yo fuimos llamados a comer al despacho presidencial de una de las grandes empresas del IBEX. El motivo era charlar, conocernos, intercambiar propuestas para el programa electoral. Eso en teoría. Pronto nos dimos cuenta de que las intenciones eran otras. Al haber encontrado «reticencias» —cuando no, la puerta cerrada del Gobierno para la consecución de sus planes empresariales— aprovecharon la reunión para hacernos llegar un mensaje: o se cambiaba en el futuro a los responsables políticos del ministerio y sus negativas, y adquiríamos el compromiso de ayudarles, o iban a apoyar económicamente la campaña de Ciudadanos para restarnos poder.

Yo aproveché el *impasse* de la firma del documento para tomarme mis primeras vacaciones en un año. De hecho, fue casi una imposición de mi propio equipo, quien también se merecía descansar de mí. Me fui a pasar unos días a Galicia, al Gran Hotel de La Toja, a ver si podía relajarme un poco mientras escuchaba el sonido de la marisma. Duró poco. Ese mismo viernes, apenas puse un pie en la piscina, sonó el teléfono. Rajoy pedía que me incorporara al equipo negociador del acuerdo de investidura, tras aceptar el trágala de las seis medidas. El resto del fin de semana, hice actos con el partido de Galicia, como aquel mitin multitudinario en Poio. Lo recuerdo porque España había logrado el día anterior una medalla de oro en las Olimpia-

das que estaban celebrándose en Río de Janeiro. Ruth
Beitia había dado un salto de ciento noventa y siete centí-
metros de altura, y no de pértiga, como yo le atribuí. Me
hice un lío de esos que acabaron como *trending topic* en
Twitter.

No obstante, lo importante era estar en esa mesa de
negociación que se convocó para el lunes en una sala del
Congreso de los Diputados junto a mis compañeros Fáti-
ma Báñez, Dolors Montserrat, José Luis Ayllón, Fernando
Martínez Vidal, Alvaro Nadal y José Antonio Bermúdez de
Castro. Por el lado de Ciudadanos, los responsables fueron
Luis Garicano, Melisa Rodríguez, Toni Roldán, José Manuel Villegas, Juan Carlos Girauta y Miguel Gutiérrez. Al
final, llegamos a un acuerdo en una semana y, el domingo,
Rajoy y Rivera firmaron el documento de medidas para el
sí de la investidura. La verdad es que no resultó demasiado
complicado, ya que una vez sometidos a las seis primeras
condiciones sobre regeneración democrática, los de Ciudadanos no tenían demasiado interés en otros temas. De
hecho, me resultó curioso que una de las cuestiones que
yo tenía dentro del contenido propuesto para negociar
con ellos, que era la gestación subrogada —sobre la cual
mi interlocutora no se bajaba de sus exigencias—, salió del
texto definitivo sin que se escuchara queja alguna.

Para finales de agosto, era urgente que España dejara
esta etapa de interinidad y, por fin, el acuerdo del PP y
Ciudadanos se pusiera en marcha. Sin embargo, lejos de
que aquel acuerdo sirviese para afianzar una futura coali-

ción de centro derecha y no depender de partidos nacionalistas, la ambición personal por ser él mismo quien residiera en la Moncloa hizo que Rivera y su partido mantuvieran una estrategia de hostilidades permanentes hacia el Gobierno del PP, tratándonos como un partido corrupto, antiguo y a regenerar. Muy sonadas fueron unas declaraciones de Girauta en las que afirmó que en el PP se cobraba un impuesto revolucionario a los empresarios, en alusión a los casos de corrupción como el que afectaba al extesorero. Aquello causó mucha indignación, teniendo en cuenta las víctimas que lamentablemente ha padecido el partido a manos de ETA. Al leer el teletipo, llamé inmediatamente a María Dolores de Cospedal, muy alterada por tener que aguantar esta clase de comentarios de los que se supone eran aliados, y teníamos la consigna de, nosotros sí, no criticarles en exceso. Convino conmigo en la indignación y no dudó en llamarle personalmente para reprocharle la infamia que suponían esas palabras.

En sede parlamentaria la relación tampoco era mucho mejor, ya que el PP remoloneaba a la hora de activar la tramitación de las medidas de los acuerdos alcanzados y cada vez se hacía más evidente la agresividad en las formas de los diputados de Ciudadanos hacia la gestión del Gobierno. El más significativo desencuentro se produjo en marzo de 2017, con el rechazo de los naranjas al decreto sobre los estibadores portuarios, que habían estado en huelga reclamando mejoras salariales, y la derogación del texto legal fue un duro varapalo parlamentario para el Ejecutivo sin precedentes desde 1979. Sobre España pesaba una sanción de Europa de veintitrés millones de euros a la que se sumaba otra de 134.000 euros diarios sin límite temporal hasta que no se aprobara la modificación. La abstención de los socios de investidura no era tanto por lo que se iba a aprobar, sino para demostrar la debilidad del Gobierno, o en palabras de Rivera porque «hay que saber contar votos». Lo curioso es que estos llevaban en su programa electoral la reforma del sector de la estiba. Los cargos de la Moncloa, que trabajaban a contrarreloj en esta cuestión, no dieron crédito de la deslealtad del partido naranja, que hasta en tres ocasiones dijo al ministro que votaría a favor del decreto ley. Habían comprometido una posición de voto, eso es sagrado en política, y la cambiaron a pocas horas de la votación. Esa pérdida de confianza de los socios preferentes, apodados como «veletas», hizo que muchos ya presagiaran la celebración de nuevos comicios. Y, tal y como nos sentíamos de debilitados en ese momento, ya no sabíamos qué era mejor: aguantar o probar suerte.

Mientras tanto, en Cataluña la suerte había abandonado al que fuera el deseado líder de CiU. ¿Conocen la famosa frase de Jonathan Rhys-Meyers, el ambicioso profesor de tenis de *Match Point*? Es una película que he podido ver más de diez veces y la parte que nos interesa es la siguiente: «Aquel que dijo "más vale tener suerte que talento" conocía la esencia de la vida. La gente tiene miedo a reconocer que gran parte de la vida depende de la suerte. Asusta pensar cuántas cosas se escapan a nuestro control.

En un partido hay momentos en que la pelota golpea el borde la red y durante una fracción de segundo puede seguir hacia adelante o caer hacia atrás. Con un poco de suerte sigue adelante y ganas, o no lo hace y pierdes». Cambien las alusiones a la pelota por el voto en una asamblea de la CUP y, en lugar de ganar o perder, se acaba o en la papelera de la historia, como Artur Mas, por la decisión de un partido minoritario radical, o siendo el *president*, en el caso de un poco conocido Carles Puigdemont, que había concurrido a las elecciones en el puesto número tres de la lista por Girona.

Quien había propiciado el camino a un referéndum de independencia, convirtiendo un partido nacionalista moderado en ariete combativo contra el Estado, terminó ahí su trayectoria política de forma abrupta y sin gloria. Años más tarde, en una velada organizada en casa de Paloma Segrelles entre políticos y periodistas, me reencontré con él. Le noté cansado y mayor, no tenía ya ese *charme* de *yuppie* de antaño. Le saludé cariñosamente, porque en el fondo, aunque no comparta lo que hizo y crea que se equivocó, sé ver en su mirada la tristeza de sus ambiciones frustradas. Entonces le conté algo que en su día presagió Rajoy: si CiU aceptaba las imposiciones de la CUP de no respetar a quienes ellos habían elegido su presidente, nunca más se haría respetar y tendría sus días contados. Y así fue, ya nada queda de esa Convergencia. El PP, en cambio, nunca aceptó renunciar a Rajoy. Artur Mas me dio la razón, quizá porque el sentido común sea siempre un punto de unión.

2017

CONCILIAR LA VIDA PERSONAL CON LA PROFESIONAL

Hace un par de años, me dedicaba unas palabras en una entrevista en *El Periódico de España* la autora del libro *Atractiva jugada perdedora,* Ainhoa Rebolledo, incluso asegurando que yo podría identificarme con uno de los personajes de la novela: «De hecho, me gustaría mucho que lo leyera porque Andrea es de las nuestras. Es una mujer dueña de su cuerpo, de su dinero, que le gusta la cultura, la diversión y probar cosas nuevas. Es la segunda de Martínez-Almeida, ha tenido cargos muy importantes en el Partido Popular, se ha atrevido a llevar a su casa familiar a Nacho Vegas y, además, está cobrando de la gente que quiere acabar con mujeres como ella. En mi opinión, Levy lleva un estilo de vida de una persona de izquierdas porque, para mí, la izquierda es algo lúdico, algo que nos permite disfrutar de la vida porque aquí no hemos venido a trabajar o a formar familias».

Aunque no me sentí reflejada en la historia de una joven malasañera con los dramas existenciales del progresismo, que tan bien describe en sus artículos Alberto Olmos, la reflexión de Ainhoa sí me sirvió para darme cuenta de que la imagen que había generado, involuntariamente, alrededor de mi vida sentimental daba pie a catalogarme ideológicamente. O, al menos, en parte, ya que yo siempre he mantenido que, cuando alguien te describe tirando de lugares comunes estereotipados, normalmente suelen decir más sobre quien describe que sobre el descrito. Me gusta recordar ese tuit vergonzoso que escribió el periodista cultural de *El País* Diego A. Manrique, en el cual, como muy progre de izquierdas, sugería sobre mí que yo estaba en política porque era una «chica cuqui con novios guays». Ay, los adalides del feminismo…

La cuestión es que yo he ido tomando todas las decisiones que afectaban a mi esfera privada como he creído que me iba a sentir mejor y no tanto por la conveniencia. Y quizá no haber aprovechado mis circunstancias profesionales de poder para tejer relaciones personales que pudieran beneficiarme es algo que he podido pagar. Pero, por otro lado, he conocido a compañeros del partido que han volcado su vida familiar en el interés de su carrera política sin que esto a la larga les haya provocado beneficio alguno en lo político y sí un coste perjudicial en lo personal. Y es cierto que lo personal es político, aunque yo he buscado mantener mis amistades lo más alejadas del interés. Algo que, cuando abandonas la primera línea o los puestos de responsabilidad, siempre vas a poder mantener. Sí es cierto que las relaciones personales influyen en generar vínculos de confianza, entornos favorables a que puedas lucir tus aptitudes, como en cualquier otro sector profesional. Pero si pensamos en qué parte de nuestra vida necesita estar en una posición que nos beneficie, creo que esta debe de ser la más íntima. Incluso que lo que debemos es conciliar nuestra vida profesional con la personal y no al revés como se suele decir.

Cada vez que me han preguntado por cuestiones de igualdad entre hombres y mujeres, recurro a mi ejemplo personal. Cuando estaba haciendo las pruebas de selección para entrar en Uría Menéndez, una de las razones que destacaba el despacho como diferencial con respecto a otros era la posibilidad de compatibilizar el recorrido profesional de las abogadas con su decisión de ser madres. Sin embargo, cuando fui a buscar el organigrama, pude comprobar que de diez socios solo dos eran mujeres. Por lo tanto, aun disponiendo de itinerarios profesionales específicos, no todas las abogadas que empezaban ahí su trayectoria culminaban en el puesto de mayor nivel directivo. Y la razón, obviamente, no tiene que ver con cuestiones competenciales ni con sus habilidades en el entorno laboral, sino con la difícil ecuación entre vida familiar y vida profesional de éxito, porque por mucho que sobre el papel sea un reto posible, lo cierto es que nunca el equilibrio entre ambas responsabilidades es proporcional.

Esto es algo que, en la mayor parte de los casos, he podido comprobar cuando analizaba el Comité de Dirección del Partido Popular y, de nuevo, no solo en la cuestión de la igualdad entre hombres y mujeres en los puestos, sino en lo diferentes que son sus vidas familiares. Esto, que puede parecer una simple elección, una decisión vital que cada uno gestiona como mejor cree, no es siempre así, sino que suele suceder, inconscientemente, por un devenir del tiempo al que nos acabamos adaptando. Sucedió así, sin más. No tuve hijos porque no se dio la circunstancia o bien cuando fue el momento no podía, o ahora ya no me lo planteo, y eso se convierte en la elección involuntaria de tu vida. Cierto es que hoy en día se pueden encontrar situaciones no tan drásticas o que permiten posponer estas decisiones, como la preservación ovárica o ser madre soltera mediante inseminación artificial. Y cualquier decisión, más aún cuando es voluntaria y propia, resulta válida. Lo que me sorprende es cómo esta bifurcación entre carrera profesional y vida familiar entre hombres y mujeres acaba siempre siendo del todo diferente.

Desde luego, en mi caso, si echo la vista atrás a la década de mis treinta, hubiera sido del todo imposible estabilizar cualquier vínculo, y menos aún ser madre. Aunque nunca me lo planteé, ni tan siquiera lo eché en falta o sentí que estaba demorando algo que debía hacer. Mi madre, de hecho, me tuvo con cuarenta y un años, y nunca aprecié que para ella esa edad hubiera sido un problema ni un retraso indebido. En la época que estuve en la primera línea, apenas pasaba dos días seguidos durmiendo en el mismo sitio y no lograba ni siquiera llevar una alimentación equilibrada y normal. Me alimentaba con latas de berberechos —aportan mucho más hierro que las espinacas de Popeye— y pasta de lacitos con tomate. Llenar la nevera era tarea imposible e innecesario, ya que no sabía ni cuando pasaría por casa. Cuando se establecían los turnos de guardia entre los miembros de la dirección, el hecho de no tener una familia a mi cargo también provocaba que yo estuviera siempre disponible, en favor del resto de mis compañeros, que debían conciliar con sus mujeres y niños. Por lo tanto, a la hora de elegir, yo siempre me mostraba predispuesta a aceptar cualquier opción que a los demás no les fuera bien por sus planes familiares, como si yo nunca tuviera nada que hacer que me apeteciera más que mis responsabilidades políticas. Y cierto es que las disfrutaba, pero planes en mi vida nunca me han faltado.

Al cabo de unos años, tuve ocasión de discutir por esta cuestión con una concejala socialista que me espetó que yo me podía permitir ir de evento en evento —siendo concejala de Cultura acudía casi a diario a todos aquellos acontecimientos que se producían en Madrid— ya que no tenía que estar en casa bañando y dando de comer a mis hijos. Que era muy fácil hacer mi trabajo cuando no se tiene que conciliar. Recuerdo que esas palabras me encendieron y acabó convirtiéndose en un vídeo viral, por el cabreo con el que contesté. Seguramente, no debí emplear ese tono, pero a lo largo de estos años se ha considerado que mi vida podía ser ociosa y frívola por el hecho de ser una mujer joven y soltera. ¿Acaso no tengo derecho a conciliar conmigo misma? O bien, ¿mis amigos no forman parte de mi entorno familiar, con el que puedo hacer planes que son importantes para mí? Es verdad que me parece muy complicado lidiar con una carrera profesional y a la vez ser responsable de personas descendientes a tu cargo. Pero esto no quiere decir que los que no tenemos hijos estemos exentos de cualquier responsabilidad o que, simplemente, no queramos el tiempo para nosotros mismos.

Recuerdo que la primera vez que dije a mis compañeros vicesecretarios que iba a ir a un festival de música en verano, Javier Arenas y Pablo Casado me miraron con extrañeza y casi me lo prohibieron, por pensar que iba a drogarme y a dormir en un descampado. Obviamente, les tranquilicé diciendo que ese no era mi plan, que yo iba con amigas, que nos gustaba la música *indie* y que dormíamos en una casa que habíamos alquilado. Era mi afición, igual que lo es para Pedro Sánchez, a quien me encontré en el FIB, en el concierto de Muse en 2016. También sé que es aficionado el presidente de la Región de Murcia, Fernando López Miras, quien se pasa una semana en el Sonorama Ribera disfrutando de las bandas españolas y del plan de día en Aranda de Duero. A ellos no se les ha cuestionado jamás que puedan salir de noche, de fiesta, de conciertos, estar con amigos, pasárselo bien en su tiempo libre y poder ser dirigentes serios, sólidos y solventes. En mi caso, eso era incompatible.

En una ocasión, fui con unos amigos al Festival Muwi en Logroño. Me acompañó Cuca Gamarra, con quien además tenía un acto de partido el día siguiente. Nos fuimos al acabar el concierto de La Habitación Roja, alrededor de las dos de la mañana. Al despertar, me encontré mal y enseguida me di cuenta de que me dolía el riñón, por lo que más que probablemente estaba sufriendo un cólico. Llamé a Cuca para decirle que no podía intervenir en el acto. Llevaba pastillas, tanto de Nolotil como de Buscapina siempre conmigo, porque hacía poco había tenido un episodio y el médico me dijo que se podía repetir. Cuando pasas temporadas de estrés, se altera el metabolismo y eres más propensa a sufrir cálculos. Nada que no se pase con la medicación y aplicando calor. Sin embargo, la prensa se apresuró a decir que en realidad estaba de resaca por la juerga que me había pegado el día anterior. Incluso me vi en la obligación de poner un tuit contando lo ocurrido, para que cesaran esas acusaciones. Por supuesto, era más morboso, más interesante y mucho más lógico que yo me hubiera pegado tal juega la noche antes como para no poder levantarme de la cama y acudir a mis obligaciones políticas de ese día. Por suerte, la entonces alcaldesa de Logroño, y desde entonces buena amiga, sabía a qué hora nos habíamos recogido ambas, que igual nos tomamos un par de cervezas y que cuando me vio por la noche al día siguiente mi cara reflejaba el dolor y malestar que sentía.

Cuando leo esas noticias ahora, siento una rabia infinita, por cómo se intentaba constantemente hacerme pasar por una inconsciente que se tomaba la vida a cachondeo y no por la persona trabajadora que sufría cuando tenía que leer todos estos comentarios falsos sobre mí. Era evidente que no podía permitirme ni un fallo, que cualquier incidente era aprovechado para atacarme donde más me dolía, en mi profesionalidad, y para que no se me tomara en serio. No me siento culpable de nada, porque no hice nada fuera de lo permitido. Solo tener treinta y dos años, y hacer lo que hacía la gente con mi edad, aunque yo, eso sí, me dedicaba a la política. Cumplía una especie de penitencia por ser libre a la hora de divertirme y al elegir mis amistades.

Se me juzgó con extrema dureza, no tanto por cómo era, sino por todo lo que se supone que debía ser: una señora del PP con una vida asentada en lo común. Y yo me salía de ese canon, por lo que daba lugar a especulaciones sobre mi forma de ser, a fantasías sobre mis noches, a rumores constantes con mis parejas sentimentales... ¿Qué debía hacer yo ante esto? Quizá, visto ahora, podría decirse que dejar de ser yo misma y adaptarme a la norma. Pero claro, esto no estaba en mis planes, porque esta renuncia, esta sí, hubiera condicionado lo que yo esperaba de mí, que no era otra cosa que ser feliz obrando como creía que debía hacerlo. Rajoy siempre se preocupó por mí cuando leía estas noticias sobre mi vida personal y se interesó por el efecto que podían tener en mi estado de ánimo. Sabía lo duro que resulta a veces leer comentarios hirientes sobre tu persona y fue un gesto que agradecí.

Al cabo de unos días, apareció en un periódico regional de La Rioja el siguiente artículo de opinión bajo el título «Levy estuvo aquí»: «Andrea Levy estuvo en el Muwi.

La célebre política del PP asistió a la primera jornada del festival de Logroño junto a la alcaldesa, Cuca Gamarra, y finalizó la noche en urgencias del hospital San Pedro. Según la versión oficial, por "una piedra en el riñón". Veinte días más tarde y le toca pagar por aparcar el coche allí, como —si nada ni nadie lo remedia— nos va a tocar pagar a los mortales. La indisposición de Andrea Levy, que le obligó a suspender su agenda oficial del fin de semana, es, quizá, no la mejor pero sí una impagable publicidad para el festival. En los Lagos de Covadonga, Induráin se bajó de la bicicleta y se retiró del ciclismo, en el Estadio Olímpico de Berlín Usain Bolt estableció el récord actual de los cien metros lisos y en el festival Muwi de Logroño Andrea Levy, futuro *pez gordo* —si no lo es ya— de la política nacional, reconocida seguidora de Nacho Vegas, sufrió una dolencia en su descenso a la proletaria arena del *indie* nacional. La Habitación Roja, quizá, fue demasiado».

Y claro, aquí viene uno de los temas que más ha llamado la atención a lo largo de estos años y que nos perseguirá a ambos, allá donde vayamos: mi relación con Nacho. La verdad es que nunca he hablado públicamente de ello y, a pesar de todo lo que se ha dicho y escrito, nunca he rectificado ni comentado ninguna de las informaciones. Tampoco él. Esto es algo que nos pertenece y no hay más que explicar. Que si dos personas quieren estar juntas, se enamoran y se quieren, no hay nada que pueda interponerse. Yo era admiradora de su música desde siempre, algo que ya de por sí sorprendía cuando lo comentaba en una entrevista. En una ocasión, las preguntas sobre esto fueron tan retorcidas, que acabé respondiendo que «a menos que este señor pidiese mi empalamiento en plaza pública iba a seguir escuchándole». Evidentemente, esta salida de tono divirtió al de Asturias, que consiguió mi número de teléfono, y ahí empezamos a hablar. Enseguida hubo mucha complicidad entre ambos y, cuando vino a Madrid con ocasión de un concierto que daba, quedamos para tomar algo en Del Diego. Al cabo de unas semanas, yo tuve un acto en Gijón y aprovechamos para quedar. Fue la noche que murió Fidel Castro. Él me invitó a cenar centollo y nécoras, y nos besamos en la plaza del Parchís. Ahí empezamos a salir, sin pensar en que íbamos a ser dos enamorados incomprendidos. Meses más tarde, acabaría apareciendo en prensa rosa; de hecho, hasta aparecimos en *Sálvame*. A Nacho nunca le molestó eso, lo que para mí era un alivio. Pocos meses antes, un falso rumor sobre otro chico con el que quedaba acabó costándome la amistad con él. Tan sonada debió resultar nuestra relación que, durante años, el bar Filete Ruso de Malasaña tuvo nuestras fotos para indicar cuál era el baño de hombres y cual el de mujeres.

La pregunta constante que parecía sobrevolar la noticia y las opiniones de la gente era: ¿cómo podían entenderse la chica del PP y el cantautor de izquierdas? Y no tengo más respuesta a esto que la que nos sirvió a ambos durante los tres años que compartimos nuestras vidas. No era otra que el amor, el cariño y el respeto mutuo. No puedo pedirle a nadie que lo entienda, pero tampoco quiero

sentirme juzgada por ello. Yo viví una relación que en-
tiendo que pudiera despertar interés, pero que no tiene
por qué conllevar que, a partir de entonces, se me descri-
biera como una persona de tal o cual forma. Fue una presión terrible sortear todo lo que se decía sobre mí por
salir con Nacho. Y no es que me apetezca hablar de esto,
ya que nunca hice comentarios a periodistas ni aireé mi
vida íntima, y tampoco quiero hacerlo ahora. Pero además de las cosas buenas que tuvo esa convivencia, cierto
es que hubo para mí momentos muy difíciles de llevar,
que tienen, sobre todo, que ver con la dificultad para
mantener una relación sentimental y seguir trabajando
con los niveles de exigencia que tenía. Eso por un lado, y
por otro, lo extremadamente complicado que era gestionar a alguien en las circunstancias de adicciones de Nacho. Explico esto porque solo el amor hacia otra persona
puede ser más fuerte que el que tienes hacia ti mismo,
hasta acabar por descuidarte completamente mientras te
desvives por intentar cuidar al otro.

El año 2017 fue uno de los más duros para mí, políticamente hablando. Cuando Cospedal me dijo en 2015
que lo mejor para mi carrera, lo que me daría identidad y
me forjaría, era quedarme en el Parlament en lugar de ser
diputada nacional como el resto de mis compañeros del
comité, lo acepté a regañadientes. Yo hubiera preferido ir
al Congreso, en concordancia con ser portavoz nacional
del partido y no quedarme en el entorno de la política catalana, en el que ya estaba. Sin embargo, aquella decisión, la

de volver a ser diputada catalana, supondría vivir ese año uno de los momentos más trascendentales de la historia reciente en primera persona. A la vez, conllevó asumir en carne propia toda la tensión y la gravedad del momento. De hecho, lo fue hasta tal punto que aún puedo sentir el escalofrío que me recorría cada vez que bajaba del AVE y ponía un pie en la estación de Sants: suponía llegar a un lugar que sentía como hostil, que ya no era mi hogar, sino que yo era un enemigo exterior, una persona *non grata* a los ojos de cualquiera de los que me cruzaba, incluso mis vecinos de escalera de toda la vida.

Me sentía vulnerable e intentaba pasar lo más desapercibida posible para evitar problemas. Quería quedarme siempre en casa de mis padres para evitar situaciones incómodas, como podía ser ir a cenar con un amigo a un restaurante y ver cómo se me clavaban las miradas de aquellos que llevaban lazos amarillos en sus solapas y sentir su odio. De repente, las calles de mi infancia y juventud ya no eran seguras para mí. Entiendan que no es que exagere, es que esta es la percepción que entonces yo tenía cada vez que iba a Cataluña. Es verdad que he escuchado a Íñigo Errejón o a Gabriel Rufián decir que, por ejemplo, ellos no se sienten seguros caminando por las calles del madrileño barrio de Salamanca. La seguridad es una percepción individual, pero creo que en Cataluña los independentistas, al portar señas que les identificaban —ya fueran estas cualquier prenda amarilla, lazos, chapas, o poner banderas esteladas en el balcón—, hacían que el campo de visión enseguida detectara si estaba delante de alguien que podía resultar hostil. La política puede llegar a doler, y mucho.

Todo esto se precipitó aún más durante el verano. Estaba comiendo con Nacho en el centro de Gijón cuando nos llegó la noticia de que había sucedido un atentado terrorista en Barcelona. Lo primero que hice fue llamar a mis padres para asegurarme de que estaban bien. Luego, la rabia por lo ocurrido fue aumentando a medida que se conocían más datos. Cómo dos jóvenes se habían radicalizado en el islam y la habían emprendido contra personas que paseaban por Las Ramblas, atropellándolas con una furgoneta al grito de «Alá es grande». Yo misma me vi recorriendo esas calles, como tantas veces de niña. Podía decirse que me conocía prácticamente de memoria cada una de sus paradas, los quioscos, los mimos, las floristas, los retratistas… Ahí, a pocos metros del Gran Teatre del Liceu, el 17 de agosto de 2017 perdieron la vida dieciséis inocentes.

En los días que siguieron al ataque yihadista, se organizó una manifestación de condena bajo el lema «No tengo miedo», que finalmente tendría lugar diez días después con la presencia de las máximas instituciones del Estado, incluida la de Su Majestad el Rey Felipe VI. Como era de esperar, se trataba de mostrar unidad frente a la violencia terrorista. Sin embargo, se empezaron a gestar grupos en redes sociales que llamaban a aprovechar la concentración como una reivindicación independentista delante del rey y demás autoridades políticas. Por aquel entonces, como había hecho anteriormente, yo estaba muy vigilante de estos movimientos y sabía detectar sus modos de comunicación y movilización. Alerté de ello en diversas ocasiones a la Moncloa. Dejé constancia en varios mensajes de que se estaba organizando una movilización para utilizar la manifestación en repulsa por los atentados como una muestra de rechazo al Estado español. Imagino que nadie podía tomarse en serio que algo tan inmoral y miserable podía hacerse con los cadáveres de las victimas aún recientes. Pero pronto resultó más que evidente esta torticera utilización, cuando la ANC —la principal organización independentista de la que han salido, entre otros, Carme Forcadell o Quim Torra— realizó un llamamiento para acudir al encuentro de homenaje con banderas esteladas. «Lo que se haga con el espíritu de construir un mundo un poco mejor es bienvenido», aseguró Oriol Junqueras esos días. En una entrevista en el *Financial Times*, Puigdemont acusó directamente a Mariano Rajoy de «jugar con la seguridad de los catalanes», como si su Gobierno hubiera instigado el atentado. Así pues, no es de extrañar que, una vez ahí, hasta el propio rey estuviera vendido.

Años más tarde, uno de los miembros de la escolta del presidente del Gobierno me confesó que, ese día, hubo muchos problemas para garantizar la seguridad de las personalidades ahí reunidas, incluso del propio monarca: «Los Mossos nos hicieron el lío, nos mintieron y ocultaron información». Nos congregamos todos en el punto de encuentro de la Delegación del Gobierno en Barcelona, donde nos esperaban varios autobuses para recorrer apenas unos metros, hasta donde se situaba la cabecera de la manifestación. En el mío subieron, además de la ministra de Defensa y el de Interior, Pablo Iglesias y Albert Rivera.

Ya en el destino, según fuimos descendiendo del vehículo y andando por el cordón policial hasta ocupar las posiciones que nos habían asignado en la marcha, empezaron a abuchearnos. Las caras de consternación y de no saber qué estaba ocurriendo cundieron entre los presentes. Yo ya me temía lo peor. A mi lado estaban Junqueras y Pedro Sánchez. Los últimos en llegar fueron Rajoy y Felipe VI. Y entonces, se produjo uno de los actos más lamentables que he presenciado. Mientras manteníamos el luto y la tristeza por lo sucedido, justo al darse el toque de salida de la manifestación, un grupo de personas que en teoría representaban a los servidores públicos que habían estado en los momentos posteriores al ataque se dieron la vuelta y, mirando fijamente a la primera fila de autoridades, levantaron una serie de pancartas con ataques hacia estos y se escuchó una sonora pitada. Pero claro, ¿qué podía salir mal cuando se deja que haya voluntarios de la ANC como servicios de orden de la manifestación a petición de la Generalitat y el Ayuntamiento, pudiendo así ellos controlar los puntos clave?

Así fue como llenaron con los suyos los laterales de la cabecera y las filas inmediatamente posteriores, hasta el punto de que los que ahí nos encontrábamos quedamos completamente rodeados por gente que estaba insultándonos. Javier Maroto, que estaba cerca de mí, me dijo que no había visto nada parecido, ni en sus tiempos en el País Vasco: «Es que aquí los que están jaleando y provocando este alboroto son el equivalente a las señoras moderadas del PNV, no doy crédito a lo que está pasando. ¡Ya nos los advertiste!». Y, en efecto, lo había hecho, pero nunca llegué a imaginar que sucedería semejante ignominia. Cómo se pudo llegar a esta enajenación, en lo que tenía que ser una manifestación contra el odio y la barbarie. Al llegar a la plaza Cataluña, el acto finalizó con el «Cant dels Ocells», momento en el que Marta Rovira, portavoz de ERC, empezó a llorar, imagino que de la emoción. Yo apenas notaba que me latiera el corazón. La política, cuando está basada en el odio, duele.

Al cabo de unos días, le escribí una carta, de mi propio puño y letra, a Su Majestad, lamentando lo ocurrido, dándole mi punto de vista y animándole a seguir acudiendo a Cataluña tantas veces como se requiriera su presencia. Concluido todo el recorrido de la manifestación, de nuevo un cordón policial nos escoltó hacia los autobuses y de ahí regresamos al punto de encuentro de la delegación. Al llegar, Leyre, la jefa de prensa del PPC, me dijo que La Sexta me estaba llamando para hacerme una entrevista en directo. El inconveniente era que teníamos que regresar a plaza Cataluña, donde estaba instalado el set de televisión. Le contesté que no me importaba, que andando no nos llevaba más de quince minutos si íbamos por las calles adyacentes a paseo de Gracia. «Espero que no tengamos ningún problema para llegar», advirtió. En aquel momen-

to yo no le di mayor importancia, me conocía de memoria
ese camino, tantas veces lo había hecho, sobre todo cuando
trabajaba de becaria en la *conselleria* de Agricultura, que se
encontraba a la altura de Gran Vía de les Corts. Seguro que
podíamos pasar desapercibidas y así fue, al menos, hasta llegar al plató, que se encontraba rodeado de gente portando
esteladas y chillando. Al acabar su entrevista, Pablo Iglesias
se despidió de los presentadores y me saludó con un abra-
zo, mientras me decía en voz baja: «Andrea, ten cuidado
cuando salgas de aquí, esto se está poniendo complicado
para todos». Sentí un escalofrío recorrer todo mi cuerpo,
pero sin tiempo de pensarlo, me serené y me senté entre
Hilario Pino y Cristina Villanueva.

A partir de ahí, y ya en directo, apenas pude escuchar
qué me estaban preguntando: solo oía gritos, insultos, sil-
bidos... Era imposible hablar, aunque lo intenté en varias
ocasiones. El propósito de los que ahí se congregaban era
boicotear mi intervención y que se escuchasen sus mensajes a favor de la independencia. Aunque Hilario hizo los
mayores esfuerzos para continuar y que pudiera expresar-
me, fue imposible. Tanto, que lloré de pena y de rabia. Lloré de nervios y de impotencia. Lloré llena de dolor.

Una vez me quité el infructuoso micrófono de corba-
ta, me fijé en Leyre. Estaba pálida, agitada y con la mirada
asustada. Fue entonces cuando me di cuenta de la situación: los productores de la cadena de televisión les acababan de advertir a los Mossos de que nos habían bloqueado
la salida y que estaban cada vez más cerca, haciendo pre-

sión sobre las vallas para entrar, mientras seguían insultándome, cada vez con más violencia. Esta vez no le dije «tranquila», sino «joder, de aquí no salimos». Entró en pánico, mientras yo evitaba que los energúmenos pudieran intuir el miedo en mi cara. Cuando llegaron los agentes, nos informaron de que la situación estaba muy complicada y nos pidieron que mantuviéramos la calma. Para entonces, La Sexta lo estaba contando en directo. Los Mossos consiguieron hacernos un pasillo y nos encapsularon a mí y a mi compañera entre seis de ellos, hasta meternos dentro de un vehículo policial. Leyre sufrió un ataque de ansiedad, mientras yo solo quería recuperar mi teléfono, que había dejado dentro del bolso en la delegación para llamar a casa y tranquilizar a mi madre. Cuando por fin encendí el teléfono, había muchos mensajes de compañeros y amigos interesándose por lo ocurrido y una decena de llamadas de mis padres. Templé los ánimos y les dije que enseguida iba para casa a verlos. Esa noche, me llamó el entonces ministro del Interior, José Ignacio Zoido, informándome de que, a partir de ese momento, debía llevar siempre escolta policial cuando estuviera en Cataluña.

En septiembre, ya todo cogió un ritmo galopante y por mucho que algunos pudieran empecinarse en no ver, no creer o no escuchar, los planes del Govern de la Generalitat estaban organizados y listos para llevarse a cabo. Eso es lo más curioso de todo. Que día a día asistiéramos en el Parlament a un nuevo episodio de avance hacia sus objetivos, y ante todo ello, los que estábamos ahí como primera trinchera del Estado en Cataluña solo podíamos dar testimonio y expresar nuestro cabreo.

Los plenos se convirtieron en una suerte de escenario televisivo, seguido en directo por varias cadenas, en el cual el orden del día se veía constantemente interrumpido por las llamadas de cualquiera de los partidos constitucionalistas al reglamento por dudas sobre la legalidad de las medidas que se querían tomar. Como fue el caso de la aprobación de las leyes de desconexión, con las que se pretendía que, una vez votado el referéndum, se produjera una conexión inmediata con el nuevo orden legal catalán. Todo esto se votaba en plenos que sabíamos cuándo empezaban, pero nunca cuándo iban a terminar. Las sesiones se interrumpían constantemente, momento en el que los portavoces aprovechábamos para entrar en directo en los medios y contar lo que iba pasando. Las cuotas de audiencia de esos meses fueran altísimas. Todo el mundo estaba pendiente de lo que ahí sucedía y se preguntaba qué iba a pasar ante el siguiente paso que dieran los independentistas. El Gobierno de España entonces contestaba con el cumplimiento de la Ley y la acción de la justicia.

Recuerdo que en esos tiempos la relación entre PPC-PSC y Ciudadanos, incluso en ocasiones con los catalanes de Podemos, era cercana, y coordinábamos conjuntamente estrategias conjuntas con las que impedir, aunque infructuosamente, los planes de aprobación de leyes que considerábamos que traspasaban los marcos constitucionales. Y mientras se urdían estas estrategias por parte de los parlamentarios, la maquinaria del Estado iba preparando su respuesta para, una vez perpetrados los hechos, actuar. Sin embargo, esta reacción legal poco les importaba. La daban por hecha y añadía además épica a su relato. Para ellos, cualquier avance hacia sus propósitos ya era una victoria, puesto que constituía un hito en la historia y una primera piedra para ir haciendo el camino, ya fuera ahora o en el futuro.

Creo que esto es lo que no se entendió del todo bien en Madrid y por lo que la respuesta judicial, aunque necesaria y obligada, resultaba inocua en cuanto a los planes que estaban dispuestos a continuar ejecutando, tal y como habían dispuesto. Nuestras quejas y reclamaciones a la presidenta del Parlament, entonces Carme Forcadell, eran una simple molestia para ellos, pero nunca tenían la intención de atenderlas ni entrar en razones. Aquello se acabó convirtiendo, en cierto modo, en un teatro, en el que una parte de la bancada abandonaba el hemiciclo como muestra de disconformidad y la otra aplaudía alegre nuestra marcha, porque en el fondo tampoco pintábamos mucho ahí al no considerarnos como buenos catalanes.

Fue en esos días cuando todo pareció volverse inflamable, cuando los saludos de cortesía se evitaban, cuando cada uno se creía el más listo. Yo sentía la responsabilidad del momento, pero también la rabia y la frustración. La rabia, porque lo que estaba sucediendo era doloroso, sobre todo, fuera del Parlament, con una sociedad cada vez más dividida dentro de los círculos más cercanos de cada uno.

Y la frustración, porque a pesar de sentirme respaldada por el Gobierno y el Estado de una gran nación europea, no podía evitar pensar que la respuesta iba a llegar demasiado tarde.

Era recurrente en esos tiempos decir que el llamado proceso catalán nos hacía estar asistiendo a días históricos y, por supuesto, lo eran, y más si vemos cómo este asunto ha afectado posteriormente a la política nacional, incluso condicionando una investidura. Para los independentistas, cada nuevo instante de autocomplacencia, suscitado por la aprobación de sus efímeras, por inconstitucionales, leyes, llevaba bordado la solemnidad de las grandes conquistas. Un momento significativo fue la aprobación de la ley del referéndum, algo que da cuenta de hasta qué punto estaba ya preparado todo lo que en un mes iba a suceder. Mientras los diputados de JxSí y la CUP aplaudían con emoción, no podían evitar ver cómo a su lado la mitad de los diputados abandonaban el hemiciclo para no participar de aquel acontecimiento supuestamente histórico.

Los que, como yo, nos fuimos analizamos el hecho también desde la grandeza: la que unió a toda la oposición, con sus diferencias ideológicas, en su rechazo a aquel fraude parlamentario. Una imagen que demuestra la ruptura sentimental que sin duda se vivió en Cataluña y que poco a poco espero que pueda restañarse. Parece obvio que, en un escenario dominado por pasiones tan contrapuestas, las mayorías coyunturales no puedan afectar a las normas que garantizan nuestra convivencia, ya que estas son las que velan por el mantenimiento del consenso y el respeto a la diversidad. Ante vanidades historicistas, el significado del momento para los que ahí defendíamos la España constitucional apelaba al futuro, no tanto al sinsabor del instante que vivíamos. Buscábamos más allá de la respuesta legal una salida a la ruptura social. Así, la necesidad de llegar a un acuerdo que superase la polarización política era, y sigue siendo en parte, la principal responsabilidad que como políticos nos preocupaba. O lo que es lo mismo: cómo íbamos a salir de ahí con los afectos rotos entre familias y amigos, porque estaba claro que si no las dos, una parte seguramente no iba a quedarse satisfecha. Pensaba mucho en ello. No era solo un deber y un sentimiento que me atormentaba, estaba convencida de que ese era el legado que teníamos que dejar como generación para las próximas décadas y por el cual se nos juzgaría en el futuro, el lugar hacia el que debemos mirar siempre.

En el recopilatorio epistolar entre Stefan Zweig y Joseph Roth *Ser amigo mío es funesto* ambos intelectuales del siglo XX escriben sobre el día a día de sus vidas en uno de los momentos más oscuros de nuestra historia reciente. Vidas cotidianas en las que el devenir de los hechos va cruzando una correspondencia que deja testimonio de la cambiante situación política europea entre 1927 y 1938. Sus cartas señalan, entre desconciertos e indignación, lo que para ellos era la fatalidad a la que se vería arrastrado inevitablemente su futuro. De hecho, Zweig se suicidó en el exilio, envenenándose con la nostalgia del «mundo de ayer» y seguramente por temor al mundo del mañana que auguraba. Roth, que murió años antes, le escribe a su amigo: «¿Aún no lo ve usted? La palabra ha muerto, los hombres ladran como perros».

El futuro no está escrito, por eso tenemos una responsabilidad con él: no debería nunca oler a tierra quemada. La democracia es un diálogo permanente desde el respeto, la tolerancia y el reconocimiento. En ella, la capacidad de entenderse nunca debe abandonarse y, por este motivo, la generosidad integradora articula desde la política la diversidad de opiniones. Para preservar la democracia, sin embargo, deben respetarse sus fundamentos formales. El cumplimiento de la Ley no es solo un argumento jurídico, sino que es un argumento esencialmente político, ya que el respeto a la legalidad democrática es lo que nos diferencia de la irracionalidad, la arbitrariedad y el caos. Por eso los procedimientos del Estado de derecho se basan en su cumplimiento y aseguran una respuesta ante su desafío. Una respuesta prudente, proporcionada y cargada de sensatez. La tensión se crea cuando se traspasan los marcos legales para poner en duda la propia existencia de nuestra democracia, tal y como argumentan los partidos independentistas.

Si niegan que vivamos en una democracia consolidada, encuentran el argumento perfecto para decir que existen bandos en un conflicto que legitima sus actos fuera de la Ley. Esa confrontación binaria justifica la existencia del populismo y, en su disfraz identitario, el independentismo catalán está usándola para mantener un proyecto político justificado en un relato contra los valores constitucionales. Si negamos que seamos capaces de que haya consenso, diálogo y concordia, y nos movemos solo en la política de la agitación de los antagonistas, en la política de la necesidad de resentimientos de los unos contra los otros, estaremos destruyendo el legado de los últimos cuarenta años de nuestra democracia —lo más importante— y estaremos abocados a un futuro mucho menos próspero y mucho menos consolidado en los valores que fundamentan las democracias liberales. Un futuro que los catalanes no nos podemos permitir.

Pero sigamos con aquellos acontecimientos. El viernes antes del 1 octubre, Rajoy intervino en un acto de partido en Barcelona, con la duda sobrevolando la sala de si iba o no a haber referéndum. La incertidumbre y el temor eran máximos entre los militantes del partido. Sin embargo, el discurso del presidente sonó contundente y sus argumentos eran sólidos porque estaban llenos de sensatez. En el AVE de vuelta, miembros del equipo de la vicepresidenta del Gobierno y otros compañeros nos dieron la noticia de que habían incautado parte del material de propaganda para las votaciones, unos pasquines publicitarios encontrados en la redada en una imprenta. Fue motivo de alegría. Ese día, Soraya Sáenz de Santamaría me acompañó a casa en su coche. Cuando llegamos a mi portal, no pude resistirme a hacerle la pregunta que todos nos hacíamos esos días: «Vicepresidenta, ¿han encontrado las urnas?». «Puedes estar tranquila, el domingo no habrá urnas», me contestó.

Esa noche, Nacho me estaba esperando en casa, ya que íbamos a pasar juntos en Madrid ese fin de semana, tan sensible para mí. Cuando despertamos la mañana del domingo, encendí el televisor y en él aparecieron las imágenes de las colas de gente delante de las urnas, en lo que, aunque no lo fuera, parecía una jornada electoral. Apagué el televisor. Noté que el pánico me asfixiaba. Decidimos no hablar del asunto, intentar pasar el día de la mejor manera posible, a pesar de ir recibiendo mensajes de todo lo que iba sucediendo, y las imágenes que todos recordaremos, y que fueron intensificándose según pasaban las horas. Obviamente, mi cabeza estaba en otra parte, pensando en cómo íbamos a afrontar aquella realidad, por mucho que la terminología legal lo descafeinara. Pero, sobre todo, pensaba en que ese día no sucediera nada grave, ningún altercado violento o hubiera víctimas que lamentar. En cualquier momento parecía que iba a saltar la chispa.

A media tarde, Fernando Martínez Maíllo nos convocó en su despacho en Génova. Ahí, nos reunimos los vicesecretarios con Marilar. Caras largas mientras las televisiones estaban puestas e íbamos viendo imágenes de la jornada y entrevistas a distintos políticos. Y claro, sobrevolaba la pregunta de cuándo iba a salir el Gobierno. Durante todo el día no había habido ninguna respuesta. La jefa de prensa del PP, al teléfono con su homóloga en Moncloa, nos comunicó que debíamos salir nosotros. Eso provocó un tremendo enfado por parte de Pablo y mío. Nos negamos a comparecer ante los medios. La respuesta no podía venir de los portavoces del partido, que no manejábamos más información que lo que estábamos viendo en directo, en lugar de una respuesta institucional del Gobierno de España al desafío organizado por el gobierno catalán. Había que hablar de forma oficial a todas esas personas que nunca pensaron que esto iba a pasar, que se podría detener, que los independentistas no iban a lograr tampoco formalmente su objetivo. ¿Por qué habían abierto los colegios, habían puesto urnas del tamaño de lavadoras y nuestra policía se blandía en retirada en muchos casos incapaz de controlar las situaciones?

Aquella ejecución de la Ley, a través de los pocos medios con los que contaba la Policía Nacional en ese momento, fue un despropósito en general, que no solo nos cabreaba como políticos, sino que también lo hacía como ciudadanos. La presencia de las fuerzas del orden era imprescindible como garantía de la respuesta del Estado por defender el cumplimiento jurídico y legislativo de nuestra democracia. No obstante, la estrategia para que estos la llevasen a cabo de la mejor forma, en mi opinión, no se anticipó adecuadamente. Se los mandó a una hazaña imposible de realizar o ¿cómo es que no se pensó en precintar los colegios desde el viernes por la tarde? La respuesta judicial del Estado sabíamos que llegaría, implacable, pero las victorias se iban sumando en el campo del imaginario colectivo. Poco más podíamos hacer que contener la frustración y asegurar que el Estado tenía sus tiempos, que su respuesta iba a ser contundente y que aquello no era un referéndum ni tenía ninguna validez. A pesar de la desazón, hicimos lo que nos pidieron y atendimos entrevistas. Aquel día, al menos de cara a mí misma, fui incapaz de mostrar vehemencia en mis palabras.

En los días posteriores, los independentistas aumentaron el clima de tensión en las calles. Todo se volvió aún más duro. Exigían al Govern que aplicase el resultado del referéndum, que evidentemente no contaba con ningún tipo de veracidad en sus cifras. Si habían salido a votar, a pesar de todas las prohibiciones, querían que ahora los dirigentes políticos evidenciaran su compromiso y asumieran de inmediato la responsabilidad de declarar la independencia. Pero el malestar era evidente, también en el resto de España, que no entendía cómo se había podido burlar de esta forma al Estado.

Muy especialmente cuestionada fue la actitud de esos días de los Mossos d'Escuadra. Se hacía cada vez más evidente el reproche por la tardanza en las decisiones del Gobierno como respuesta al desafío, que todo el mundo había podido ver en directo, y que desde luego no había sido una imagen gratificante. Nadie estaba contento. Nada era digerible en un país como el nuestro. Todo el mundo tenía una queja por algo. Empezaron los altercados en las calles de Barcelona, protagonizados por guerrillas callejeras de extrema radicalidad dispuestas a que ardiera todo para conseguir su propósito de crear caos e inestabilidad. En estas circunstancias, el discurso del rey fue un bálsamo reconfortante para unos españoles necesitados de seguridad y certidumbre. Al fin, alguien daba la cara. Los puentes entre los gobiernos autonómico y nacional habían saltado por los aires, sin solución de continuidad.

Pocos días más tarde, me escribió Toni Comín, conseller de ERC y mano derecha de Junqueras. Me pidió que nos viéramos de forma discreta. Éramos buenos amigos desde la época de las tertulias en RAC1 y nunca habíamos dejado de estar en contacto, de una forma u otra. Nos vimos en su casa, a unas calles de la de mis padres, en Sant Gervasi. Al entrar, me pidió que apagase el móvil y lo guardó. Saludé a su marido y a su hija. Estuvimos hablando largo y tendido, a calzón quitado, sobre lo que estaba ocurriendo y cuáles iban a ser los siguientes pasos por parte de ambos lados. Me habló de las huelgas, las algaradas y sus apoyos internacionales. Sobre cómo iban a desarrollarse las sesiones en el Parlament hasta la aplicación de la independencia. No sentían que el Estado pudiera reaccionar una vez consumados los hechos, y esto, para ellos, ya era un logro, pues sentaba un precedente desde el que seguir haciendo camino. Por otro lado, pensaba que el Gobierno había salido debilitado por las imágenes de violencia del 1 octubre de cara a la opinión pública internacional. Estaba claro que esto, la prensa internacional, les interesaba mucho, y esperaban además contar pronto con las simpatías de terceros países que les apoyaran. Por mi parte, le trasladé que todo esto no iba a ningún lado, pero que, en cambio, el desgaste y la fractura en el seno de la sociedad catalana iban a tardar en recuperarse. Que el Estado tiene sus mecanismos para protegerse de estas acciones ilegales y que la Unión Europea estaría de nuestro lado.

Obviamente, hablamos del 155, un artículo constitucional de suspensión de la autonomía que esos días estaba en boca de todos y se esperaba que se aplicara próximamente. No sabíamos, claro está, cuáles serían sus consecuencias, pero sí despejé otra de las cuestiones que rondaban: la entrada del ejército con tanques por la Diagonal... Y hablamos también sobre las consecuencias penales individuales para los miembros del Govern, del que él era miembro, y que ya no dependían de la propia acción de Mariano Rajoy, sino que podían activarse en cualquier juzgado por cualquiera. Acordamos trasladarlo a nuestros respectivos superiores y seguir manteniendo este hilo. Nos despedimos amigablemente, como siempre, y recuperé mi teléfono. Días más tarde, en el Parlament, Oriol Junqueras me saludó agradeciéndome que hubiera mantenido ese encuentro y animándome a mantener otros en el futuro. De todo lo hablado, pasé nota en el comité del lunes.

El día 10, Carles Puigdemont proclamó y suspendió la independencia en un mismo acto, o un mismo meme. Los diputados del PP nos quedamos a comer en el Parlament, sin que ninguno tuviera especial hambre. A lo lejos, escuchábamos los gritos de «inde-inde-independencia» de los diputados de Junts y la CUP, y los alcaldes que habían ido, con su vara municipal, a celebrar ese día en la escalinata del Parlament. Llamé a Moragas de camino a mi despacho: «Jorge, vale ya de coñas legales, estos tíos están aquí de fiesta mientras yo voy a llegar a mi casa con la independencia proclamada». Me contestó que había que tener paciencia, y la estábamos teniendo, pero era una derrota anímica tras otra. Me sentía frustrada e impotente. Aunque es cierto que sabíamos que esto no iba a ningún lugar, y que yo seguía teniendo pasaporte español, lamentaba verlos festejar sus fechorías, porque, en el fondo, eran victorias a costa de laminar lo que nosotros estábamos defendiendo.

El 21 de octubre, fui a un mitin de partido en Cáceres. Recuerdo que me citaron a las afueras de la ciudad, en un salón de actos de un restaurante, al lado de una gasolinera. La mayoría de las televisiones estaban ese día emitiendo el acto en directo, obviamente no por mí, que me tocó el papel de telonera, sino a la espera de la comparecencia de Mariano Rajoy, después del consejo extraordinario convocado para la aprobación, mediante trámite en el Senado, de las medidas de suspensión de la autonomía, de acuerdo con el artículo 155. Al no haber una hora determinada para su comparecencia, me tocó estar ahí hablando y rellenando el discurso, en un atril delante de una gran bandera de España, hasta que, por fin, apareció el presidente y dijo aquello que estábamos esperando escuchar: fumata blanca al 155. Con un matiz: convocaba elecciones, que tuvieron lugar apenas dos meses más tarde.

El anuncio, como era la tónica habitual esos días, tampoco fue recibido con demasiado entusiasmo por aquellos a los que, en cierto modo, debía alegrar. Se habló de un 155 blando, instrumental, solo para cambiar el paso de la dinámica independentista. Esos días habían provocado mucha inestabilidad, que podía notarse especialmente en sectores económicos y empresariales catalanes. Pero también en el día a día, en el temor de la gente a lo que podía pasar ante una situación descontrolada que se volvía, en ocasiones, violenta. Situaciones nada tranquilizadoras, como, por ejemplo, los episodios de asedios a los secretarios judiciales en la consejería de Economía, y el asalto y robo de armas de un coche policial, o la hostilidad hacia los policías nacionales alojados en establecimientos hoteleros en el Maresme, una de cuyas alcaldesas les «invitó» a irse, ya que no eran bienvenidos.

En mi entorno, muchas de mis amistades tenían miedo, tanto de la locura desencadenada por unos, como de la posible respuesta con dureza de otros. En cualquier momento, podía saltar la chispa en algún encontronazo entre partidarios de una u otra tesis, que estaban viviendo aquella situación en primera línea. Las entradas y salidas del Parlament se volvieron cada vez más peligrosas, ya que los manifestantes independentistas bloqueaban los accesos en medio del parque de la Ciutadella, por lo que era imposible salir sola y sin escolta policial. Y no solo yo, Antonio Ferreras, por ejemplo, y su equipo del programa, también sufrieron una situación desagradable cuando abandonaban el recinto. Se daba la paradoja de que nadie estaba ya seguro de tanto como se había apelado a las bajas pasiones y a los instintos más primarios del odio nacionalista: nos detestaban a los que no éramos como ellos y por tanto éramos unos fachas españoles, pero también empezaban a sentir desprecio hacia aquellos políticos que consideraban de los suyos y que no estaban cumpliendo con las expectativas generadas. Aparecieron pósters en los que se ponía, entre otras, la cara de Jordi Évole en una diana, por ser de Cornellá pero no definirse por ninguno de los *bandos*.

Un día, saliendo en el coche policial desde mi domicilio hacia el Parlament, tomamos la decisión de ir por un camino distinto, para sortear una manifestación enfrente de la Delegación del Gobierno en Cataluña, donde protestaban contra el Gobierno de España. Sin embargo, en ese trayecto de apenas quince minutos, nuestra ruta se convirtió, de repente, en la más conflictiva, ya que los mismos manifestantes se estaban desplazando hacía Vía Laietana para ir a protestar delante de la sede de la Generalitat porque el Govern había resuelto que lo mejor era aceptar el 155 e ir a elecciones. Para nadie eran fáciles esos días y mucho menos, imagino, para aquellos que además presentían que las detenciones iban a ser inminentes.

En la última sesión parlamentaria de esa legislatura, que tan abruptamente terminaba de nuevo, las caras de Jordi Turull, Carme Forcadell o Raül Romeva transmitían tristeza. Los escuchaba contar sus historias personales, cómo estaban afrontando esos días. Si en plenos anteriores se guardaba una mínima corrección de saludar, aquí ya nadie se miraba a la cara. Se notaba la enemistad manifiesta. Nos hacían sentir como los *botxins* (verdugos), como sus inhumanos carniceros. Recuerdo, al terminar esa jornada, cuando salía de mi despacho para irme. El PPC compartía una misma ala del edificio con ERC, por lo que teníamos que pasar por sus oficinas para acceder al ascensor o la escalera de salida. Se colocaron varios diputados republicanos en las puertas de sus despachos, haciendo una suerte de pasillo, para esperar que pasáramos nosotros por delante y pudieran mirarnos fijamente. Fue muy desagradable, a pesar de que yo no me sentía culpable de su suerte, escuchar sus maldiciones, en voz baja, mientras pasaba por ahí. Me revolvieron, y ese era su propósito: hacernos sentir malas personas, exentas de sentimientos. Ya no se trataba solo de que defendiéramos unas ideas contrarias a las suyas y según ellos perjudiciales para los catalanes. Ya no éramos solo malos catalanes, sino que ahora, además, éramos malas personas.

Con ocasión de un debate durante las elecciones que organizó Jordi Basté con extertulianos de su programa, Toni Comín intervino desde Bruselas, donde estaba viviendo después de huir al lado de Puigdemont. Su primera respuesta no fue a la pregunta del presentador, sino que aprovechó para darme un mensaje directamente a mí: «Quiero decirle a Andrea, que tan amiga mía decía que era, que ha estado en mi casa, que conoce a mi hija, que Dios no va a poder perdonarla jamás. Que mientras viva, e incluso después de muerta, le seguirá persiguiendo la maldad, que le remorderá la conciencia haberme separado de mi familia y que con este peso miserable tendrá que vivir el resto de su vida».

Como dije, no me sentía responsable ante a quien tantas veces le avisé de lo que iba a ocurrir. La última vez, en el Parlament, cuando me agarró de la muñeca en medio de un pasillo y, muy exaltado, me dijo que qué pretendíamos, si estábamos buscando muertos en las calles, porque ellos estaban dispuestos a ir hasta las últimas consecuencias. Aún puedo sentir la presión de su mano, apretándome alrededor de mi muñeca. Aún recuerdo cómo, ese día, dos amigos se convirtieron en enemigos. Si escenas así sucedían en la sede de la palabra, qué no estaría ocurriendo en las conversaciones en la calle. Todo estaba en alerta máxima. Todo dolía de rabia, todo apuñalaba de tristeza.

Yo limitaba mis salidas a la calle a los actos políticos de la campaña electoral. En esos días, se intensificaron nuestras medidas de seguridad y, para eludir cualquier problema, evitaba salir de paseo por el barrio con mis padres. Resultaba más incómodo que ellos pudieran presenciar cualquier escena desagradable que el que me insultaran a mí sola. Al fin y al cabo, ellos seguirían después de mis visitas viviendo ahí, en su casa de siempre, y no quería causarles más molestias de las que sé que, a veces, ya sufrían por ser mis padres. Tampoco les transmitía nunca lo que yo estaba sintiendo, para que no se preocupasen más de la cuenta.

Uno de los actos electorales que me programaron fue en Sant Fost de Campsentelles, un pequeño municipio del interior, al norte de Barcelona. Al llegar, me encontré a un grupo de cuarenta personas esperándome en el lugar donde iba a empezar mi paseo. Era un tarde oscura y bastante fría de diciembre. Al verme, me rodearon e inmovilizaron, y cuando conseguía zafarme, me perseguían hasta volver a rodearme, mientras me enfocaban en la cara con las luces de las pantallas de sus móviles, que mostraban un lazo amarillo. De manera que tampoco podía ver bien hacia dónde debía dirigirme. A pesar de sus insultos y de las ganas de coaccionarme para que no pudiera realizar mi actividad electoral, decidí continuar. Hablé con mis escoltas, a los que en ese momento se habían sumado cuatro policías más. Me dijeron que ellos estaban para garantizar mi libertad, pero que la situación era complicada.

Controlé mis nervios, puse mi mejor sonrisa y caminé como pude, simulando que no sucedía nada, por aquellas calles estrechas mientras las luces me cegaban y los gritos me iban ensordeciendo. Aquella intimidación duró más de media hora, hasta que uno de los policías me dijo muy serio que nos teníamos que ir ya, que el ambiente se estaba enrareciendo, ya que se estaban movilizando más CDR. Sin perder la compostura, nos fuimos a los coches. Al entrar, uno de los escoltas, un guardia civil de Soria, me dijo que él había estado destinado en los años complicados en el País Vasco y que desde entonces no veía una situación de acoso tan violenta. No pude hablar hasta llegar a mi habitación y echarme en la cama. Este episodio de acoso e intimidación sería llevado al Tribunal Supremo, en la causa del *procés*, para acreditar la violencia ejercida por los CDR.

Aunque pasamos la Navidad y la entrada del año nuevo en Madrid, Gijón se convirtió en esos meses en un

refugio en el que protegerme de todo lo que me dolía alrededor, tanto físico como emocional, por sentirme —debido a todas las circunstancias que me rodeaban— cada
vez más foránea de mi ciudad natal, Barcelona. Ahí había
ternura, un hogar del que quería formar parte, en el que
no me sentía extraña, en el que podía ser yo misma sin
riesgos ni imposturas. Al llegar, me desprendía de las tensiones y tristezas, de los males y las presiones, y encontraba
un lugar de arraigo que me daba una cálida tranquilidad,
que me permitía evadirme de mis miedos. En esa casa me
dedicaba a pensar con calma sobre todo lo que estaba viviendo, a relajar mis planteamientos crispados por ver el
odio en la mirada del otro, a poner sentido común y aclarar mis ideas, mientras leía, escribía o paseaba por la orilla
de la playa. Me trasladaba ahí para descansar, pero también
para trabajar, ya que seguía haciendo mis conexiones para
la televisión o las radios, y las ruedas de prensa desde esa
esquina de la plaza de Campo Valdés, frente a la playa de
San Lorenzo. Pero en cierto modo, en esa ciudad con menor actividad política y social, podía contrarrestar los nervios del día a día con la placidez de ir a comprar al
mercado y cocinar. Y, por supuesto, querer a Nacho. Aunque esto acabaría siendo pronto otro de mis males.

2018

TODO DOLOR
ES DOLOR POR IGUAL

Vizconde de Valmont: A veces me pregunto cómo habéis conseguido inventaros a vos misma.

Marquesa de Merteuil: No he tenido otra opción, soy mujer y las mujeres estamos obligadas a ser más hábiles que los hombres. Que podéis destrozar nuestra reputación y nuestra vida con solo unas palabras. Por esto he tenido que inventarme no solo a mí misma, sino formas de escapar que nadie había imaginado. Y si lo he conseguido es porque siempre he sabido que había nacido para dominar a vuestro sexo. Y vengar el mío.

Vizconde de Valmont: Sí, pero yo os he preguntado cómo.

Marquesa de Merteuil: Cuando me presentaron en sociedad tenía quince años y ya sabía qué papel estaba condenada a representar. Guardar silencio y obedecer me dio la oportunidad para escuchar y observar. Escuchar no lo que me decía la gente, que lógicamente carecía de interés, sino precisamente aquello que querían ocultar. Practiqué la indiferencia y aprendí a sonreír mientras debajo de la mesa me clavaba un tenedor en el torso de la mano. Me convertí en una virtuosa del engaño. No buscaba el placer sino el conocimiento. Consulté a los más estrictos moralistas para dominar las apariencias, a filósofos para saber qué pensar y a novelistas para saber hasta dónde podía llegar. Y al final lo destilé todo en un principio asombrosamente simple: vencer o morir.

    Vizconde de Valmont: Así que sois infalible, ¿no?

Siempre me ha gustado esta escena del sofá de la película *Las amistades peligrosas* entre Glenn Close y John Malkovich, a quienes tuve la oportunidad de conocer personalmente en mi etapa de concejala de Cultura. Desvirtualizarlos, sin embargo, no fue tan bueno, ya que los dos me resultaron personas distantes y estiradas, a pesar de que John se interesó por la marca de mis zapatos, que al parecer le gustaron.

Me enteré del primer rumor que corría sobre mí en la fiesta de verano del gabinete de la presidencia de la Moncloa, que tuvo lugar en el Hipódromo de la Zarzuela. Llevaba apenas dos semanas en el cargo, cuando esa noche, Jorge Moragas, en medio de las risas, me dijo: «Oye, solo para que lo sepas, no te rayes, pero dicen que te hemos nombrado porque tú y yo somos amantes». «¡Pero si eso es imposible porque hasta hace dos días ni nos habíamos visto en persona!», contesté hecha un basilisco. Él intentó serenarme, con un baño de realidad que, desde entonces, me perseguiría en mi subconsciente a la hora de sentirme segura de mí misma: «Ya, Andrea, pero es que eres joven y mona. Todo el mundo piensa que estás ahí por otros méritos que no son estrictamente políticos». Ah, sí, claro, qué obvio todo.

Si lo pienso, supongo que sí, que yo era un cliché y, sobre todo, alguien que había aparecido de una forma tan sorpresiva que lo fácil era hacer conjeturas maliciosas. No tenía pasado ni familia con poder que me apadrinase, y supongo que a mi imagen le acompañaba un cierto morbo por entonces. Fueron muchos los artículos de opinión y las descripciones sobre mí, en las que mis cualidades físicas y personales se ponían por delante. He podido encontrar muchos ejemplos de cómo se me describía, pero sirva este como ilustrativo: «Andrea Levy, alegre, delgadísima, ligerísima, hoy con vestido de flores y rebeca rosa, ojos descomunales y desenfado en los gestos. Sonríe, se rasca, se apoya en la mesa, parece pizpireta hasta que se pone a hablar con contundencia. Andrea Levy es quizá lo que deba ser, distinta a todos los demás políticos que han visto. Frágil y volátil por fuera, nerviosa e inteligente por dentro. Suficientemente fuerte para conocer sus inseguridades, suficientemente humilde como para saber sus fortalezas… Camina sin complejos, sin temores, y, sobre todo, sin prisa hacia algún lugar que no es en el que está. No huye, no corre, pero tampoco mira hacia atrás. Quien quiera seguirla puede, veremos dónde va». Lo he elegido justamente porque contiene varios de los apelativos con los que solían describirme. El de frágil era muy habitual. Raúl del Pozo me comparó con «el aleteo de las alas de una mariposa» y Federico Jiménez Losantos con «un cervatillo al que te dan ganas de abrazar». Luego estaban los del «verso suelto» por mi forma de ser y de abordar determinados temas, más liberales quizá, como ese titular de una entrevista en *La Vanguardia:* «No parece del PP». Y, claro, estaban también aquellos que destacaban mi aspecto físico o mis gustos, siendo el de «política *indie*» el más común.

Valga decir que he sido en dos ocasiones *trending topic* durante varias horas por los comentarios de los usuarios de Twitter por el hecho de que llevara una chupa de cuero en una entrevista, algo que acabaría siendo mi seña de identidad. ¡Ya ven que corría muchos riesgos! En ese momento, yo sentía la responsabilidad de ejercer el papel que, desde un punto de vista de la comunicación, se me había encargado. Abrirnos a espacios distintos y llegar a públicos más jóvenes. Por eso no dudé en aparecer en *La Vida Moderna,* de la Ser, con Broncano, Quequé e Ignatius Farray, una gansada de humor y, sin embargo, uno de los programas que más me han recordado siempre cuando me encuentro a gente por la calle. Y me atreví a ser la primera política en activo en participar en el concurso *Pasapalabra,* uno de los programas de mayor audiencia semanal. Había que arriesgar, siempre que fuera posible, sin traspasar límites de frivolidad que me hicieran sentir incómoda.

Desde que llegué a la dirección del PP, era muy habitual que participase en reportajes que ponían el foco en las mujeres políticas. No creo que mi generación fuera pionera en nada, al contrario, ya había habido otras que estuvieron mucho antes en puestos de responsabilidad. Pero, por lo que fuera, la llegada quizá de una generación más joven alentó que los medios hablaran más de nosotras. En especial, recuerdo una portada de *El Mundo,* de noviembre de 2015, en la que estoy posando junto a Meritxell Batet, Inés Arrimadas y Carolina Bescansa, como las influyentes de ese año. Con ellas hice otros reportajes para revistas femeninas, como *Telva* o *Elle,* entre otras. Hice muchos, sola o acompañada. Imagino que visibilizar la presencia de mujeres en primera línea puede animar a otras a involucrase en política sin los temores que supone, de forma específica para nosotras, el hecho de que se nos juzgue por nuestra imagen, que como ya he dicho, era habitual.

He llegado a leer titulares como: «Andrea Levy se pone *sexy* y presume de piernas para ir al debate sobre el estado de la región». No obstante, aunque creo en la importancia de poner el foco en la igualdad de las mujeres a la hora de alcanzar posiciones de poder y liderazgo como las que teníamos con el resto de las compañeras que he mencionado, no es menos cierto que en ocasiones sentía que participar solo en reportajes con mujeres me alejaba de ese propósito. Tuve un debate interno sobre si, por ejemplo, tenía que acudir en junio de 2016 al debate que organizó Antena 3 por las elecciones generales *Primero las mujeres,* que fue presentado por Vicente Vallés. Participamos Margarita Robles, Arrimadas, Bescansa y yo, que no era, además, candidata a esas elecciones. No entendí muy bien qué propósito tenía que solo debatiéramos nosotras, ya que no se ciñó a temas concretos de mujeres, sino que fue una réplica de los debates entre candidatos (por entonces entre Rajoy, Sánchez, Iglesias y Rivera). Sí, los que se presentaban a presidente del Gobierno eran solo hombres. Pero ese debate creo que nos hizo parecer *segundonas de,* aunque se hiciera con la mejor de las intenciones.

Lo cierto es que ser mujer en política conlleva que pongan la lupa en ciertos aspectos que van más allá de lo estrictamente ideológico. En los últimos tiempos, el llamado fenómeno de la «política pop» también despertó el interés personal y privado por mis compañeros hombres, aunque en menor medida. De repente, esa nueva generación de políticos interesaba más allá de sus responsabilidades institucionales y se puso el foco de las noticias en sus aficiones, vida sentimental y vida cotidiana. De ello, claro está, tuvieron mucha culpa los dirigentes de Podemos, que usaban las redes sociales tanto para lanzar sus consignas de partido como para exponer su faceta más personal. Recuerdo el día que tuve que explicarle a Rajoy por qué Pablo Iglesias había aparecido en un vídeo en su casa con su perro, cubierto con una manta y acariciando un tronco (en referencia a la serie *Twin Peaks*).

Había un cierto anhelo por ser viral. Quizá solo para hacer propia la frase de Dalí, de que han de hablar de uno, aunque sea mal. Rufián me contó una vez que un diputado del PP le imploraba que se metiera con él por Twitter para que así subieran sus seguidores. El prestigio se medía en *likes*. Creo que la política ha de adaptarse a unos nuevos canales de comunicación más dinámicos y democratizados, pero la cercanía que nos reclaman los ciudadanos no debe adocenarnos en la imagen. Es en las ideas donde sigue estando la contienda política. Convencer en política es mucho más que gustar. Es demostrar la capacidad de superar las expectativas de lo prometido. Gustar es más fácil que convencer. En la era de los *likes,* los políticos, como los cantantes, son en sí mismos potenciales objetos de consumo emocional. La actualidad reclama cada día un contenido efímero que circule con rapidez para ganar seguidores.

Mi relación con las redes sociales siempre fue de amor-odio: las utilizaba como herramienta de trabajo, de información, para la política, pero también para mi vida personal. Y creo que cometí un error, como hicimos muchos al principio: no tomar la distancia suficiente de lo que ahí se vertía. Las personas de mi equipo siempre me recomendaron no entrar a mirar los comentarios, ni contestar ni tomármelo como algo personal, pero yo nunca hice caso, porque había algo de masoquismo en todo ese lodazal al que te veías arrastrada. Ya no era solo el insulto burdo y la vejación por tu imagen, sino directamente la difusión de información falsa sobre lo que habías dicho o hecho. Aparentes titulares del *clickbait* en cuyas noticias nadie entraba a profundizar pero que se transformaban en tormentas de mierda. De estas he tenido varias. Como de vídeos manipulados y recortados para que pareciera que hacía un gesto o un movimiento que en realidad no hacía.

Obviamente, esto muchas veces me provocó tremendos cabreos, porque una vez dentro de ese chaparrón ya no hay nada que hacer más que apagar e irse. En especial, era del todo inútil intentar cualquier cosa contra la yihad de *boots* que manejaban en los gabinetes *online* de Podemos o los independentistas. Lamentablemente, la prensa se hacía eco de cualquier polémica surgida en redes, aunque esta fuera estéril, elevándola a la categoría de noticias sin más. Solo servía el zasca retuiteado por miles de personas. La frase contundente y agresiva para ganar asaltos en lo virtual sobre cuestiones, la mayoría de ellas, que no interesaban a nadie por la calle, más que a políticos y periodistas. Una vez me entrevistaron en *Zenda,* un medio digital solo de información cultural. Lo que, *a priori,* era una simple e inocua entrevista sobre mis preferencias literarias, se acabó convirtiendo en casi una semana de insultos. ¿Mi culpa? Dije que la lectura de *La casa de Bernarda Alba*, de Federico García Lorca, me había hecho revolucionaria, lo que era más bien una licencia literaria del titular. Me cayó la del pulpo, bien porque siendo de un partido de derechas en 2017 yo había matado a Lorca, o bien porque siendo del PP seguro que no había abierto un libro en mi vida. Lo mejor que vi fue un meme con una foto mía imitando la pose e indumentaria, con gorra y puro incluido, del Che Guevara. Si es que, de ingenio, también en Twitter algunos van sobrados.

Hoy mantengo una cuenta en X que uso solo para cuestiones institucionales, leo escasamente esta red y sin interactuar, y creo que ha sido una de las mejores decisiones para ser mejor persona y política. Si quiero enterarme de algo, lo leo. No entro en mi burbuja a buscar qué llama mi atención hasta encontrar algo con lo que llenarme de odio. No pierdo el tiempo en tonterías que se olvidan en media hora. Muchos creen que esta es una forma de desaparecer de la vida pública. Y tal vez sea cierto, ya que no me paso el día opinando de todo y sobre todo. Pero, oye, qué tranquilidad. En el futuro, si hay que apostar por este modo de comunicación, lo haré de una forma aséptica e institucional. Ahora no estoy dispuesta a que cualquier memo me escupa porque ha tenido un mal día. Aunque siempre quedará en mi orgullo que el cantante Yung Beef me escribió en un tuit que le gustaría pegarme un tiro. Este no me dolió, pero algunos mensajes no he podido evitar que me hicieran daño.

Por cierto, hablando de cantantes de trap, una de las veces que más atacada me he sentido no fue por un usuario anónimo, sino por una periodista de *El País*. Ocurrió cuando, con Nacho, asistimos a un concierto de Pimp Flaco y Kinder Malo en la Sala But. Los promotores me habían contado que las cifras de asistentes se estaban multiplicando vertiginosamente y que cada vez se programaban en más salas y en festivales de música, y sentía curiosidad. Ahí pude verlo: gente muy joven, lenguaje descarado, sintetizadores y mucho autotune. En los camerinos, tuvimos ocasión de saludar a los cantantes. Imagino que alguien debió vernos por ahí y, al día siguiente, me desayuné con un artículo que criticaba mi asistencia. Lo fuerte del asunto es que no se trataba de una crítica musical, sino que era un libelo de ataques escrito exclusivamente para meterse con nosotros dos. La periodista vomitó directamente todos sus prejuicios hacia nosotros como pareja, como personas adultas: que no pintábamos nada ahí, que si yo era una pija, que si Nacho un comunista veterano desfasado, y demás embestidas, solo porque le rompíamos sus esquemas. Los progres y los vitales, imagino.

Kinder Malo envió un tuit contestando la publicación: «Qué vergüenza de medios de comunicación, qué vergüenza». No le faltaba razón. De hecho, siempre he sentido una especial virulencia en los ataques de un tipo de mujeres de izquierdas que bajo ningún concepto me perdonaban mi libertad de ser, de amar y de vivir. Como si les estuviera robando algo que les pertenecía. Yo no podía ir a conciertos de bandas *indies*, ni tener amigos de izquierdas, ni vestir con chaqueta de cuero, ni hacer de mi capa un sayo. Abominaban mis simpatías. De hecho, detestaban que fuera alegre asumiendo mis posturas ideológicas. Y ante ello, me combatían desde sus artículos. Pero se encontraron con que yo no me dejo aflojar porque me aflijan, como decía Rajoy. Y es que, a la larga, cuando ven que no pueden contigo, si no te empiezan a respetar, al menos, te dejan en paz.

Otra periodista de *El País* me dedicó, años más tarde, su particular *vendetta* a costa de mi manera de vestir. Cuando empecé con la responsabilidad de delegada de Cultura de Madrid opté por vestir para los eventos públicos ropa de diseñadores madrileños. Lo hice con la convicción de que la moda es cultura y quería demostrar mi apoyo hacia los creadores. Tenía como referente el significado que a su propia indumentaria en su día dio Carmen Alborch como ministra de Cultura. Pero aquello derivó en un artículo atacándome: «La concejala Andrea Levy publicita en redes sociales marcas de moda que le *prestan* ropa». Para denostarme más, me llamaba *influencer* y afirmaba que me encontraba en no sé qué deriva o caída libre. Es decir, yo podía contar que iba a tal teatro, leía tal libro o escuchaba música, pero no poner en valor la costura artesanal de la moda española. Sin embargo, lo mejor es que el propio titular y el texto se desacreditaban por sí mismos, puesto que tanto los diseñadores a los que llamaron como la presidenta de ACME (Asociación de Creadores de Moda Española), Pepa Bueno, salieron en mi defensa. Esta última explicó: «Lo que ha hecho es una declaración de intenciones, a mí me gustaría que vistiese siempre de creadores españoles, pero he aquí un cargo público vistiéndose de diseño español y anunciándolo a sus seguidores». Y el texto seguía: «Bueno destaca que Levy siempre se ha interesado por la labor de la ACME y que está desarrollando estrategias por la moda española más allá de vestirla en actos públicos. "Mucho antes de ser delegada de Cultura ya venía a desfiles. Ahora apoya el desarrollo de las pasarelas y acciones en el centro de Madrid como soporte relevante a la industria"». Valoren si la polémica no estaba en la propia rabia contenida de la que lo escribió.

Por suerte, la misma publicación, imagino que después de un debate filosófico, espiritual y posmoderno, publicó unos años después una pieza sobre «lo bien vestida que va la vicepresidenta de Podemos Yolanda Díaz». A mí me parece un poco cursi, pero aplaudo el cambio de visión. Tuve que endurecer mucho la piel para que no consiguieran cambiarme, aunque leer estas cosas me resultara doloroso, porque sabía que pagaba el precio, no por mis errores o faltas, sino por mi asunción de ser yo misma, con todas sus consecuencias. Afortunadamente, Nacho siempre fue un gran compañero en todas estas polémicas, porque él sabía reírse y divertirse conmigo cuando yo me ponía en modo drama tras leer estos infames comentarios. Como dijo Virginia Woolf: «Si sientes que no encajas en el mundo, quizá no deberías preguntarte qué problema tienes tú, sino qué problema tiene el mundo».

Que a la política se viene llorado de casa es algo que te suelen repetir. Pero no todas las situaciones se pueden digerir sin tener dolor de estómago. Algunas transcienden el juego político y se convierten en puñaladas personales. Salía yo de hacer una entrevista un medio día en Cuatro, cuando David Ciudad, mi jefe de prensa, recibió una llamada que le hizo cambiar el gesto. Me miró con cara de estar siendo informado de que nos iba a caer un meteorito encima de nuestras cabezas de forma inminente. Al colgar, afrontó el asunto como buenamente pudo: «Vale, Andrea, esto creo que no te va a gustar. Resulta que me acaba de llamar una periodista que estaba en el Congreso y que un miembro del equipo de prensa de Podemos les ha contado en corrillo a los demás periodistas que tú y Errejón mantenéis una relación sentimental». Mi grito sí que pudo escucharse hasta en el espacio sideral. «¿CÓMO?», exclamé. Pero ¿qué demonios era eso? Bienvenidos a las miserias del politiqueo más ruin.

¿Por qué fueron a contar este chisme sin sentido? Pues porque en ese momento había una guerra fratricida entre los dos líderes de Podemos por conseguir el poder interno del partido a las vísperas de su congreso. Y una de las maneras que tuvieron para desacreditar a los del otro bando fue decir que Íñigo era más bien un pijo centrista y que, además, cortejaba a una del PP. ¿Les cuadra? El caso es que por aquella época, junto con Eduardo Madina y Fernando de Páramo, formábamos el cuarteto de los principales partidos en el debate radiofónico del programa *Hora 25*, de la Ser, dirigido por Ángels Barceló, y entre todos entablamos una buena amistad al vernos todas las semanas. Hasta ahí, la verdad. Y luego se quiso aprovechar para estirar el chicle, hasta que un medio de comunicación lo publicó como venganza para uno y, para mi desgracia, en la noticia se comentaban todos mis supuestos romances, entre los que se incluía mi *affaire* con Íñigo. Ni que decir tiene que esa noticia fue la más leída y comentada sobre mí durante una buena temporada. Por cierto, con el tiempo, todos los partidos acabaron retirando a mis compañeros como portavoces en esa tertulia por las cuitas internas, y yo también terminé renunciando a ella, por nostalgia de lo que fue y sin esos protagonistas iba a dejar de ser: un espacio donde conversábamos y nos escuchábamos.

Cospedal dijo una vez en una entrevista que la política era una picadora de carne. En efecto, el nivel de escrutinio, de exposición y, sobre todo, de presunta culpabilidad ante cualquier acusación acaba desgastando a cualquiera. Y lo que es peor, lo hecho por unos pocos acaba salpicando a todos. De nada servía que Maroto, Casado o yo nunca hubiéramos conocido a Bárcenas, ni hubiéramos estado cerca de nadie de las tramas Púnica, Gürtel, Lezo, Caja B o la que fuera... La sombra de la corrupción se esparcía sobre todos los que en ese momento representábamos al PP. Incluso sobre los que veníamos a demostrar que éramos una nueva generación alejada de todo esto. A lo largo de esos años, me profirieron toda clase de insultos y de expresiones degradantes los *hooligans* que se escondían tras el anonimato de las redes sociales: zorra-puta-guarra-facha-inútil-chupóptera-casposa-gilipollas-nazi-desgraciada-mema-fea-colona-franquista-retrógrada-tonta-pija-subnormal-macarra-poligonera. Este último, por cierto, siempre fue mi preferido: nótese que la izquierda considera un ataque que alguien frecuente, trabaje o sea un currela en un polígono industrial. De hecho, cuando estaba en Uría, tuve que trabajar durante diez días en una nave realizando una *due diligence* y tengo mis mejores recuerdos del ambiente del bar de ese polígono de Tarragona.

Pero había un calificativo que era constante: CORRUPTA. Aquello lo llevábamos escrito en la frente, aunque personalmente no me hubieran imputado un delito en mi vida. El estigma de la corrupción, que afectaba a la marca global del PP, nos señalaba a todos por igual en esos momentos. Algo que venía arrastrándose durante años y que, a medida que avanzaban los procedimientos judiciales —que se eternizaban en el tiempo—, cada vez afectaba más a la credibilidad de nuestras siglas y debilitaban nuestra posición electoral. Los de Ciudadanos eran los limpios y puros, y nosotros los manchados por todos los casos de corrupción. Las dimisiones, las personas que ya no estaban en el partido desde hacía años o las medidas que se adoptaban para que esto no sucediera más de poco servían. Era ya una causa general contra nosotros, hubiera o no fundamento en cada caso concreto. Y, como nuevos portavoces, todas aquellas preguntas sobre casos del pasado que desconocíamos nos fagocitaban. Se trataba de una defensa complicada de argumentar ante una opinión pública cansada de la concatenación de casos y casos de pelotazos y comisiones en momentos de crisis económica. Para nosotros, era un sapo difícil de tragar. Los periodistas que nos entrevistaban bien sabían lo desagradable que nos resultaba, pero eran, obviamente, preguntas de actualidad que resultaban obligadas. Y parecía que no tenía fin, que siempre había otro más…, otro corrupto más. Nosotros nunca nos pusimos de perfil. Afrontamos el asunto como consideramos que mejor representábamos al conjunto de la militancia del partido y éramos consecuentes con lo que esperaban nuestros posibles electores.

Se dijo que fuimos implacables contra la corrupción del partido y que de manera contundente la rechazamos y nos distanciamos de esos nombres salpicados. Era nuestra obligación para garantizar nuestra credibilidad como portavoces, pero hacerlo nos costó más de un disgusto y reprimenda. «Moncloa arremete contra los portavoces más jóvenes del PP». Un día amanecimos con este titular. La noticia, publicada en *El Mundo*, contenía declaraciones del tipo: «Se les reprocha principalmente que quieran presentarse como "los limpios y puros", los que nunca supieron de la existencia del extesorero Luis Bárcenas o jamás han coincidido con la exalcaldesa Rita Barberá. "Hablan como si procedieran de otro partido. A nosotros también nos disgusta y nos hiere la corrupción. No solo a ellos. Bienvenidos al club de los afectados", lamenta una alta fuente del entorno del presidente que, por cierto, no ahorra críticas al comportamiento de Barberá, pero rechaza que desde dentro del propio partido haya quienes con sus declaraciones amplíen la sombra de la culpa».

No tardamos en saber cómo se había urdido este ataque directo contra nosotros por parte de «voces de la Moncloa». Se trataba de «alguna voz» que se sentía agraviada por perder protagonismo y porque esos «limpios y puros» sabían conectar mejor con el mensaje que sobre la corrupción se esperaba de nosotros en unos años muy complicados judicialmente. Y es curioso porque las supuestas voces eran las mismas que se habían puesto de perfil, escudándose en sus puestos en el Gobierno, para no tener que hablar sobre estos temas cuando no les interesaba. Lo que pasaba es que la presencia mediática de los vicesecretarios molestaba a quienes nos veían como una amenaza para sus propios intereses y ambiciones, y decidieron darnos una reprimenda ocultando su nombre tras las páginas de un periódico.

La verdad es que no nos sentimos especialmente ofendidos, ya que ese cuestionamiento entre generaciones no era una novedad. Sabíamos que levantábamos resquemor entre aquellos a los que en cierta medida habíamos venido a enmendar. Nunca quisimos sustituir a nadie, tampoco era cuestión de criticar la etapa anterior ni mucho menos. Lo que hicimos era justo lo que nos habían pedido: revertir la situación de desgaste del partido y contrarrestar carencias comunicativas. En eso nos esforzamos con nuestros propios mensajes y formas. Nunca quisimos iniciar una guerra ni enfrentarnos a nadie, pero la división entre sectores del Gobierno y la distancia entre los del Gobierno y el partido hacía que nosotros fuéramos vistos con suspicacias por si la opinión pública nos consideraba como una alternativa que gustase más.

Porque el asunto no era tanto lo que decíamos o hacíamos, sino que nuestra aparición implicaba que hubiera nuevos protagonistas y rivales ante la posible sucesión de Rajoy. Este era el asunto. Muchos veían que los casos de corrupción podían suponer un lastre para representar una alternativa en el liderazgo del partido y buscaban algo distinto a lo anterior, en una batalla soterrada, pero no tan silenciosa por entonces. Y, claro, los nuevos vicesecretarios estábamos en medio en el peor momento y encima ganando enteros dentro y fuera del PP. Era habitual que nos cruzáramos con gente en la calle, posibles votantes, que nos pedían mayor contundencia para acabar con ese incesante chapapote de casos de corrupción. De ahí la necesidad de buscar siempre el equilibrio entre marcar distancias con los corruptos sin caer en la tentación de señalar a culpables sin pruebas, como lamentablemente acabó pasando en el triste caso de Rita Barberá.

Días más tarde, *El País* publicaba en portada otro mensaje de parte, esta vez de nuestro lado. «Los portavoces del PP piden a Rajoy que rompa ya con la corrupción», titulaba. Ahí se explicaba nuestra versión: «Los nuevos vicesecretarios nombrados para cubrir las lagunas televisivas se sienten amortizados y acosados por los escándalos. Los mediáticos portavoces nacionales del PP que Mariano Rajoy nombró el 18 de junio pasado, tras el batacazo electoral, están asqueados de tener que responder cada día a un reguero de preguntas y escándalos de corrupción en su partido. Quieren ser mucho más contundentes y romper drásticamente con el pasado para salvar al PP y al propio Rajoy, pero notan muchos frenos internos. Van a plantearle hoy mismo al líder el debate para que aclare cuáles son los límites...». Y así fue, más o menos. El presidente no mencionó este asunto delante de nosotros, ni nosotros tampoco sacamos el tema.

Sin embargo, días más tarde, al finalizar un acto donde asistimos toda la dirección, Jorge Moragas nos citó a

Maroto, a Casado y a mí en una sala, y nos aconsejó que atemperáramos nuestras críticas, ya que no estaba siendo bueno que llevásemos la voz cantante y demostráramos una mayor contundencia con respecto a la corrupción. Así pues, lo que se nos pedía era justo lo contrario de aquello por lo que se nos había nombrado. Esto no fue de nuestro agrado, ya que, además, minaba nuestra credibilidad y nos dejaba en cierto modo vendidos ante el rechazo que provocaba la cuestión entre nuestros propios cargos y afiliados, ajenos a estas corruptelas, pero que les afectaban en sus esferas de responsabilidad. Nos generó cierto malestar, ya que, al final, quien estaba dando la cara ante las preguntas de los periodistas éramos nosotros y no nos dejaban hacerlo a nuestro modo.

Ese día, llamé a Cristina Cifuentes para que me diera su opinión sobre cómo afrontar este asunto y quedamos en su despacho de Sol, en la Presidencia de la Comunidad de Madrid. Cristina era entonces una política en estado de gracia. Del ala más liberal y con un gran carisma personal, estaba llamada a ser una de las grandes figuras del futuro del PP, a pesar de contar con una complicada relación con su antecesora en el puesto y otros cargos de su gobierno, de los que estaba intentando distanciarse por los diferentes casos de corrupción que también les afectaban. Me dio ánimos y me ayudó a ver cómo mejorar los mensajes de rechazo sin que nadie se sintiera ofendido. Cifuentes fue muy combativa en los temas de regeneración. Quizá tanto como para ponerse ella también en el punto de mira de los celos internos. Su discurso renovador y fresco convencía y cada vez iba ganando un mayor protagonismo y presencia mediática. Como era de esperar, aquello no tardó en despertar envidias.

Dio mucho de qué hablar una sorpresiva encuesta publicada por *La Razón* en febrero de 2017 sobre los mejor valorados para suceder a Mariano Rajoy. En esta se concluía que, respecto a figuras concretas dentro del PP que pudieran situarse en la carrera sucesoria, los votantes apostaban por cuatro políticos populares de manera más destacada. El primer puesto lo ocupa Cristina Cifuentes, con un 39,1 por ciento; seguida de Soraya Sáenz de Santamaría, con un 37,7; Núñez Feijóo, con un 37,1; Dolores de Cospedal, un 36,6 y, a más distancia, Pablo Casado, que obtenía un 25,7. Tiempo después, *El Español* publicó unos audios de la Operación Lezo relacionados con esta noticia en los que se podía escuchar: «Le hemos hecho una putada a Cifu poniéndola por delante de Soraya. La matarán las otras». En esa época se notaba el afán de muchos por estar en la foto final de la sucesión del PP tras Rajoy.

Una de sus batallas internas más famosas que lideró Cifuentes fue por la posibilidad de que el partido se planteara realizar primarias abiertas, con ocasión del Congreso Nacional, donde se iba a debatir sobre la modificación de los estatutos que regulan el funcionamiento del PP. Eso no gustó mucho a Rajoy, quien no era partidario de introducir estos cambios. Lo veía como una forma de que se produjeran guerras internas, y el tiempo demostró que no le faltaba razón. No sé si es que lo vio venir o, como político astuto que era, intuyó que todas esas diferenciaciones de discurso que caracterizaban a la presidenta de Madrid iban a ser su perdición. Ese 2018 todo acabó precipitándose y lo soterrado emergió con resultados inesperados.

El 25 de abril dimitía de sus responsabilidades políticas Cristina Cifuentes tras unas largas semanas de polémicas, en lo que fue una mala estrategia comunicativa de una crisis. Lamenté mucho su retirada, como también todo el escarnio público al que fue sometida. Fue una de las mayores venganzas que se han ejecutado, de forma encarnizada, para acabar con alguien política y casi civilmente. Creo que el tiempo y la justicia la han restituido en su honor, aunque ya alejada del poder. La picadora de personas de la política se cebó con ella especialmente, como también con otros compañeros de forma injusta. Durante el tiempo que duró este episodio, muchos lo pasamos mal, aunque no me atrevería a decir que todos. Pero lo cierto es que la alarma y el rechazo social ante la corrupción, así como la actuación contundente de la Justicia, hacen que en nuestro país, hoy en día, ya nadie pueda ni tan siquiera pensar en delinquir impunemente en el ejercicio del servicio público.

No podíamos ser percibidos como el refugio de los malhechores, sino todo lo contrario: éramos los principales interesados en apartar de sus cargos a aquellos que se servían de nuestras siglas. Sin embargo, también se hacía necesario evitar el ajusticiamiento partidista y mediático, y respetar la acción de la Justicia. La instrumentalización oportunista de las causas judiciales para el desgaste del rival político no puede ser una estrategia ni se pueden fomentar los juicios paralelos, como en ocasiones ocurre cuando se utiliza la acusación popular como arma arrojadiza. No podemos caer en sobreactuaciones interesadas de las condenas mediáticas o «penas de telediario» que en nada benefician el trabajo y la independencia del poder judicial. Y, sobre todo, debemos combatir con todas nuestras fuerzas que se nos quiera incluir a todos en el mismo saco. Por ello reivindico la honorabilidad de la política y rechazo que la corrupción acabe por contaminarnos a todos. Fueron estas premisas las que me llevaron a publicar una nota-comunicado tras conocerse la sentencia en relación con el caso Gürtel —años más tarde, parte de aquel falló judicial fue corregido.

Aquella sentencia marcó un antes y un después en la retahíla de casos, no tanto por su contenido, que ciertamente era torticero como se acabó demostrando, sino porque vino a colmar un vaso que estaba, desde hacía mucho tiempo, a punto de desbordarse. Cuando pensabas que ya no había más lugares oscuros por descubrir, aparecía un nuevo caso y nuevos compañeros implicados en conductas poco gratificantes. Ya no sabías de quién te podías fiar, a quién podías creer y dónde se escondería una nueva trampa. A muchos, pero sobre todo a los afiliados y votantes, se nos acababa la paciencia.

Resultaba muy complicado salir a defender las medidas del Gobierno o las propuestas del partido en entrevistas

cuando la mayor parte de las preguntas versaban sobre corruptos y corruptelas de las que, además, estábamos exentos de cualquier vínculo, ni tan siquiera remoto. Yo tuve el
convencimiento en ese momento de que aquello era un
final, que no tenía fuerzas para seguir si no se me permitía
hablar de estas cosas a mi manera. Y también, porque tuve
la percepción de que estábamos ante un fin de ciclo; supe
que o reaccionábamos ante la noticia con una contundencia implacable, o aquello acabaría arrastrando el buen
nombre del partido. No.

Entonces escribí: «Con la humildad y la honestidad
que conlleva el servicio público, creo que toca pedir disculpas. Es evidente que fallaron los mecanismos de control
exigibles para preservar el impecable funcionamiento que
nuestra organización debe tener y esto ha causado incon-
testablemente un daño grave a nuestras siglas. Por ello, con
sentido común, por la honorabilidad de las bases de este
partido y de sus miles de cargos que trabajan día a día por
sus ideales, con vocación de dignificar la política, toca asumir la culpa de que algo falló, que no estuvimos a la altura
de esa responsabilidad, sin perjuicio de que recurramos
una sentencia que no compartimos en parte. Y tener toda
la voluntad de enmienda ante estos hechos bochornosos y
el máximo compromiso en ser inflexibles ante la corrupción que tanto daño hace a la confianza en nuestro proyecto político para los españoles. Desde luego, este partido, su
historia, la defensa de nuestros principios y su trayectoria
colectiva es mucho más que estos lamentables hechos y

por ello me llenan a mí, como a la inmensa mayoría de nuestros cargos, afiliados y votantes, de tristeza. Pero sigo convencida de que debemos seguir defendiendo nuestro trabajo, en el Gobierno y en el partido, para seguir siendo la referencia del centro derecha en nuestro país y hacerlo con propuestas e ideas renovadas para mejorar la vida del conjunto de nuestra sociedad y el futuro de España, puesto que son muchos y muy importantes los retos por delante que debemos afrontar. Este es sin duda, con humildad e ilusión, mi compromiso político y por el que merece la pena seguir trabajando».

Darle a la tecla de publicar este texto no fue sencillo. Sabía que internamente me iba a traer muchos problemas. Que esa forma de desmarcarme se veía en los medios como una ruptura dentro de la dirección del partido. Fueron muy pocas las voces que mostraron entonces una postura clara y contundente de rechazo ante ese golpe definitivo a la retahíla de casos de corrupción que veníamos padeciendo; entre ellas fue significativa la de Núñez Feijóo, uno de los llamados posibles sucesores. Un asesor de Rajoy, al que conocía desde hacía años, me llamó de forma muy desagradable para reprenderme. Lo cierto es que, a decir verdad, la mayoría de los mensajes que recibí esos días, tanto de colegas como de ciudadanos, fueron de gratitud y apoyo. Sabíamos que no quedaba otra. Pablo Casado entró en mi despacho con un recorte de periódico que contenía una carta al director de un lector en la que alababa mi decisión. Lo peor para mí de esos días fueron los silencios de aquellos que no tuvieron nada que decir, ni bueno ni malo.

Aquello lo escribí el 25 de mayo. El 1 de junio, estábamos comiendo los vicesecretarios en La Ancha, un restaurante en la calle Zorrilla, muy cerca del Congreso, al que suelen acudir políticos, *lobbistas* y periodistas. Entonces Fernando Martínez Maíllo recibió una llamada informándole de que el PNV iba a apoyar la moción de censura contra Rajoy. «Chicos, nos vamos a casa, esto ya está decidido», dijo. Asistimos como espectadores a esa tarde de bolsos, comparecencias interesadas y copas de *whisky* para olvidar. El PP de Mariano Rajoy era desalojado del Gobierno de una manera abrupta y vergonzante, abriendo paso a una dimensión desconocida respecto a su próximo liderazgo interno, pero también de supervivencia de nuestras propias siglas. No solo nos carcomían los casos de corrupción; el fracaso en la gestión de la crisis política en Cataluña se estaba llevando por delante todo el capital atesorado como buenos gestores y garantes del modelo de convivencia constitucional.

El 21 de diciembre del año anterior se había producido la imagen más anhelada: un partido no nacionalista o independentista había ganado las elecciones en Cataluña. Eso fue un motivo de alegría, aunque amargada por la pena de que no había sido el PP. Esa noche, cosechamos unos pésimos resultados y mi cara de tristeza se convirtió pronto en un meme. No podía ocultar la rabia que sentía, después de todo lo vivido por defender nuestro proyecto y de las situaciones tan duras a las que me había enfrentado por dar la cara por nuestras ideas. Todo ese dolor había dado muy poco resultado electoralmente al PPC. Nunca fui de acero, mi cara era el espejo de mis sentimientos por esa estrepitosa derrota.

Tampoco la victoria de Ciudadanos servía para cambiar las cosas en Cataluña porque juntos no sumábamos lo suficiente para llegar al poder. Pero esa noche, íntimamente, deseé estar en la celebración que, de forma bien merecida, habían organizado los de Inés Arrimadas. Si la convocatoria de las elecciones —con el escaso margen de dos meses después de la aplicación del artículo 155— no había servido para desgastar el proyecto independentista hasta desalojar a sus artífices del poder, ¿de qué nos había valido? Todos esos recursos del Estado empleados para contener la más grave afrenta contra la Constitución resultaron inútiles para cambiar las tornas en la sociedad catalana. Todo se reducía a una efímera gloria en la noche electoral, cuando Ciudadanos se colocó en primer lugar. El resto, de nuevo, era tierra quemada. Una sociedad dividida, rota, triste, vengativa, desesperada, acabada, inflamada, amenazada...

Esa noche no dije palabra. En el viaje de regreso a Madrid en el AVE tampoco lloré. Simplemente, me desconecté de mí misma. Tenía demasiadas preguntas y dudas en la cabeza.

Finalmente, después de siete meses de suspensión de la autonomía retransmitida en directo por la misma TV3 de siempre, Joaquim Torra —para quien los españoles éramos «bestias carroñeras, víboras, hienas con una tara en el ADN»— era investido *president* de la Generalitat. Como en el adagio de Lampedusa, todo cambiaba para seguir igual en Cataluña. Con el tiempo, vendrían la respuesta judicial, las sentencias y las condenas de prisión. También las fugas, los indultos y las amnistías. Sin duda, mayo había sido un mes insostenible. Y, a partir de aquel inicio de junio, empezó la catarsis del partido, que acabó con «los becarios de Génova, 13 convirtiéndose en la dirección del Partido», como lo definí en una entrevista en la revista *Vanity Fair* ese verano. Pablo Casado ganó las primarias del Congreso Extraordinario del PP convocado tras la renuncia de Mariano Rajoy, frente a «las jefas»: Soraya y Cospedal. Porque nada permanece si no se renueva.

UN TRISTE
CALENDARIO DE ADVIENTO

Pienso en el retrato de Nick Drake que colgaba de una de las paredes de casa de Nacho. En la voluntad de sumergirse en lo triste y lo dramático. Pienso en la frase del libro de Virginie Despentes *Querido capullo*: «Uno se droga por razones políticas, para olvidar las guerras que lo atraviesan, las guerras de las que ha vuelto o no». Pienso en el cuerpo de Kate Moss saliendo por la ventana en lo alto de un edificio junto a Pete Doherty. Pienso en los que integran el trágico Club de los 27. Pienso en el libro *La mística de la feminidad*. Pienso en cómo le debió sentar a Madonna que se criticara su físico en la ceremonia de los Grammy de 2023. También en cómo le sentó a Kate Moss que dijeran que estaba fea, desmejorada, demacrada, irreconocible, deteriorada, cuando apareció sin maquillar y con arrugas fumando por las calles de Londres. Pienso en ese FIB en el que conocí a Pete Doherty. El concierto no pudo estar más cargado de drama. Llegó tarde, se pasó la mitad de la actuación bebiendo cerveza y tirado sobre el escenario, destrozó una guitarra y lanzó el pie del micro al público hiriendo a un chico. Cuando acabó, me acerqué a su camerino para comprobar si su excentricidad autodestructiva se acababa con el espectáculo. De cerca, me pareció percibir la inocencia encorsetada de un chico aturdido por la necesidad de comportarse como la estrella maldita que esperan de él.

Pienso en cuando mi madre me llamó para contarme que habían operado a mi padre de un cáncer, que fue muy rápido, todo de urgencia, que había salido todo bien y que no me preocupara. Y que no, «que no fuera, que yo estaba muy liada con mis cosas de política en Madrid». «Que sí, mamá, que por supuesto que voy, que ahora mismo cojo el primer tren y estoy en Barcelona». «Que mejor que no, Andrea. Que dice tu padre que así está más tranquilo. Que ya sabes cómo están las cosas aquí, que el otro día una enfermera llevaba un lazo amarillo en la bata y le preguntó si Levy era familiar de la del PP y él dijo que no, que su hija era arquitecta».

Pienso en esa profesora del gimnasio que le dijo a mi madre que ella solo podía coger la colchoneta de color amarillo.

Pienso en la ola que nunca vuelve al mar.

Pienso en la reina Letizia entonando el rap de El Chojín: «Perdón si no alcanzo pero ¿por qué han pensado que lo haría bien todo el rato?». Ahora todo el mundo habla sobre esta cuestión. Se ha levantado ese velo de vergüenza.

Pienso en lo débil que me sentía. En cómo cada día despertaba con un nuevo dolor, como esos calendarios de adviento de Navidad, pero yo no tenía chocolatinas, sino que cada día abría una nueva variante del sufrimiento. En las rodillas. O en el brazo. O en las lumbares. O en el cuello. O en la mano. O en las cervicales.

Pienso que la ternura es nuestro don.

> *Puedes ver que a duras penas*
> *logro mantenerme entero.*
> *Puedes ver que lo que hice ya*
> *no puedo deshacerlo.*
> *Yo creí que nuestro amor era*
> *infinito como la arena.*
> *Ahora sé que lo único inagotable es*
> *esta insoportable pena.*
>
> *Ya se fue el mío amor, lo sentí marchar.*
> *Esta noche me voy a emborrachar.*
> *Me voy a emborrachar, lo sentí marchar.*
> *Ya se fue el mío amor, ya no volverá.*
>
> *Quisiera y no quisiera*
> *son dos cosas diferentes.*
> *Quisiera que me quisieras*
> *y yo no quisiera quererte.*
> *Pero en vida no suele ocurrir*
> *lo que uno quiere que ocurra.*
> *Y tú te fuiste detestándome y yo*
> *hoy te quiero más que nunca.*

«Taberneros», NACHO VEGAS

En las Navidades de 2019 sentí que debían ser las últimas que pasara con Nacho. Estaba al límite de mis fuerzas y no podía seguir por los dos. El cambio de responsabilidades políticas al Ayuntamiento de Madrid me absorbía días y noches y, si bien es cierto que esto no resultaba incompatible con el amor ni la vida en pareja, sí lo era con quererle a él. Apenas lograba sostenerme a mí misma, por lo que era cada vez menos capaz de cuidar de su tormentosa vida. Cuando sus amigos o su familia me decían que qué bien estaba Nacho, que se notaba que había mejorado, que yo le ayudaba a controlar sus adicciones y sus demonios, sentía sobre mí un peso que me hundía en el lodo un par de metros más. Asumía hacerlo, pero me costaba conciliar con todo. Lo peor era cuando desaparecía durante días, sin dar señales de vida, pero yo sabía perfectamente lo que estaba sucediendo, y me frustraba no poder hacer nada. Y fue una noche en Gijón, cuando me di cuenta de hasta qué punto me estaba afectando físicamente. También él lo vio.

Estábamos en un concierto al que habíamos ido con varios amigos. Al rato, le perdí de vista. Debían ser las cinco de la mañana cuando le volví a ver, en el umbral de la puerta de casa. Me preguntó que dónde me había metido, que me había llamado mil veces y llevaba horas llamando al timbre. «Cariño, ¿estás bien? Dime, ¿qué te pasa?». Noté mi debilidad mientras me abrazaba, recogiendo mi cuerpo hasta sentarme en el sofá. Fue la primera vez que tuve un *blackout*. No recordaba nada de lo que había sucedido en las horas anteriores, ni cómo había llegado a casa sola, ni por qué no le había avisado de que me iba con las llaves, ni por qué no había escuchado el timbre, ni nada de nada… Entré en pánico y me puse a llorar. Nacho, lejos de estar cabreado por haberse quedado tirado en la calle tantas horas, comprendió que algo iba mal en mí. Fue entonces cuando me di cuenta por primera vez de que estaba sobrepasada. La cara B de las benzodiacepinas acababa de hacer su primer acto de presencia: colocarme en una mullida zona de confort, una protección ante la posibilidad de sentir cualquier clase de dolor físico o emocional mediante una espesa bruma de adormecimiento. E, ironías del destino, la persona que tenía delante, por la que yo tanto sufría para que estuviera bien, sabía de lo que se trataba mejor que nadie. Nos fuimos a dormir e intentamos olvidar.

El dolor se estaba convirtiendo en una constante que me acompañaba siempre en la vida, tan inevitablemente como el respirar. Mi cuerpo era como una plancha de mármol. Por mucho que iba, incluso varias veces a la semana, a fisioterapia, las contracturas reaparecían poco después. No había postura en la que estuviera cómoda. Todo me dolía a la vez. Tampoco lograba conciliar el sueño con facilidad y si veo fotografías mías de esos años, se puede comprobar cómo todo eso me afectaba físicamente: me estaba consumiendo, nunca he estado tan delgada y con la cara más chupada. Sin embargo, a pesar de estos síntomas tan evidentes, seguía adelante con todo. Mentalmente me sentía agotada, pero le pedía cada día al cuerpo continuar e ir un poco más lejos. Ni me planteaba si lo que me estaba pasando tenía alguna solución. Quería y creía tenerlo todo bajo control. Yo solo pensaba en cómo sobrevivir un rato más. Me preocupaba que nada se me notase, tener buena cara mientras escondía todos los golpes que llevaba por dentro. Mi cuerpo anunciaba una derrota que yo no estaba dispuesta a asumir, como si por no hacer caso a esos síntomas los hiciera desaparecer.

Así que adopté el camino que más fácil me resultó, el más cercano y rápido. También uno que me daba confianza, porque se vendía en una farmacia y lo recetaban médicos. Me refugié en los calmantes, en los ansiolíticos, en los somníferos, para callar la alarma que sonaba en mi mente. Pero esta era una distracción momentánea, que solo ocultaba un incendio interior que estaba a una chispa de arrasarlo todo. Esa forma de hacerme la fuerte, la valiente, la que podía con todo, ni tan siquiera me servía para reconfortarme. Interioricé la tristeza y la frustración como una penitencia. Admiraba y me preguntaba por qué mis compañeros tenían la fortaleza para estar bien en cualquier circunstancia, poder lidiar con las responsabilidades políticas y mantener a la vez vidas familiares estables. Yo no llegaba. Y cuando se apagaban las luces y dejaba de sonar la música, cuando me quedaba sin gente alrededor, cuando llegaba a casa y cerraba la puerta tras de mí, el mundo parecía caerme encima. Todo pesaba mucho sobre mi cuerpo.

En esa situación, Pablo Casado me propuso dejar el Parlament y acompañarle en la lista al Congreso por Ma-

drid. Sabía que yo ya había trasladado mi vida aquí y que
tenía más sentido que desembarcase definitivamente en la
política nacional. Yo se lo agradecí, ya que sentía mi tiempo ahí agotado, además de lo que me revolvía lo que afectaba mi posición a mis propios padres. Tuve la sensación de
un fin de ciclo, de que ya lo había dado todo en ese foro y
que se necesitaban nuevos actores no contaminados por
esa etapa tan complicada, para poder pasar página y superar ese debate. Puigdemont-Torra eran dos caras de una
misma moneda y la realidad era que íbamos a otra legislatura continuista del proceso independentista, sin que nada
hubiese cambiado a pesar de todos los esfuerzos y de todo
el dolor padecido. Lástima que Inés Arrimadas no aprove-
chara mejor su oportunidad. Empatizo con ella y sé lo
mucho que calcina la política catalana: un año allí equivale
a varios en otro parlamento. Pero Arrimadas fue un símbolo que se diluyó demasiado rápido. Quizá le pudieron las
prisas por aterrizar en una política nacional que la venera-
ba. Aunque al hacerlo, como se vio desde sus primeras semanas en Madrid, perdió toda su fortaleza como icono de
la España constitucional.

La oportunidad de presentarme en las elecciones generales al Congreso era la de iniciar también una nueva
etapa, la que se abría después de la victoria de Pablo Casado en las primarias del partido. Ahora tocaba gestionar ese
nuevo liderazgo del que tanto se esperaba. Yo conservé la
misma posición que había tenido con Rajoy en la renovada ejecutiva, donde además de incluir a compañeros de

generación, algunos puestos destacados en el organigrama se reservaron para la cuota del apoyo final de Cospedal. Pablo confió en mí en el área de Estudios y Programas, y en la redacción del programa electoral para las elecciones generales, municipales y autonómicas. Era ilusionante, estábamos al fin al mando y, esta vez, no solo en nombre del cargo que ostentábamos, sino también en la toma final de las decisiones.

Aquel fue el propósito de esa nueva dirección, el de hacer una renovación de cargos con responsabilidades que se apoyaba en una nueva generación, pero teniendo en cuenta y contando con la experiencia de otras anteriores, lo que en la práctica resultó difícil. Las primarias habían generado grietas en todas las sedes, tanto a nivel local como autonómico. Apaciguar las guerras internas iba a llevar tiempo, algo de lo que no disponíamos, con el calendario electoral que se presentaba. Por otro lado, la pérdida del Gobierno tras la moción de censura había provocado la salida de muchos cargos intermedios, lo que supuso la pérdida de capital político, tan necesario siempre. La elaboración de listas se convirtió en un problema. Resultaba evidente la falta de ganas de muchos de presentarse a encabezar candidaturas. El Ayuntamiento y la Comunidad de Madrid fueron los casos más evidentes, y sobre los que se hicieron muchas quinielas. Yo, de forma privada, le di al presidente mi opinión sobre los que consideraba mejores para esas responsabilidades, y él me convenció para que fuera como *ticket* electoral con Almeida.

Tras el batacazo que supuso el resultado de las votaciones generales de abril, no tomé posesión del acta de diputada y me centré exclusivamente en mi incursión municipal. A finales de mayo, la noche electoral nos trajo los peores resultados de la historia del PP de Madrid, pero también el alivio de poder llegar a acuerdos para gobernar en ambas instituciones. Después de las negociaciones a dos bandas con Ciudadanos y Vox, el alcalde me nombró delegada de Cultura, Turismo y Deporte de Madrid. Fue una inmensa alegría que se pensase en mí para este cargo. Era la primera vez que iba a enfrentarme a una responsabilidad en la gestión pública, y ni más ni menos que lo iba a hacer con el buque insignia de las políticas culturales de nuestro país. Aquello, de momento, lo iba a compatibilizar con las responsabilidades internas del partido, por lo que seguía ejerciendo también como portavoz.

Empezaba, pues, una nueva aventura en lo profesional que se añadía a lo que ya venía haciendo. Lo afronté con la mayor de las ilusiones, ya que para cualquiera con inquietudes políticas no hay nada más gratificante que poder llevarlas a cabo mediante su dirección en la Administración Pública. Además, me habían otorgado competencias en un sector al que me sentía próxima y del cual conocía sus necesidades y tenía ideas para mejorar la actividad cultural de la ciudad, por lo que fue muy gratificante ir tomando medidas. En este sentido, estos cuatro años han supuesto una etapa de la cual me siento especialmente satisfecha por el trabajo que ha realizado todo el equipo que he tenido conmigo. Creo que me he despedido con un balance positivo, sin ningún problema evidente de ejecución y con el reconocimiento público. Pocos lo ponen en duda, aunque en política, como ya se sabe, esto no es ni un mérito ni motivo de continuidad.

La repetición electoral de noviembre se produjo en medio de una escalada de tensión y violencia en las calles de Barcelona por la sentencia del *procés*. Barricadas, contenedores incendiados y lluvia de cascotes hacia la Policía Nacional eran las imágenes que podían verse en la televisión mientras los españoles decidían su voto. Una situación que parecía fuera de control, en la que los radicales y violentos comandos de los CDR independentistas campaban a sus anchas. Esos días, por primera vez, el Gobierno decidió sacar a pasear la «tanqueta», un vehículo casi militar que echaba chorros de agua a presión para dispersar a los manifestantes y que generó una gran expectación. En ese clima de conflictividad en Cataluña, se fue a las urnas en toda España.

Que cada uno saque sus conclusiones y valore si eso tuvo algo que ver con que Vox pasara de veinticuatro diputados a cincuenta y cuatro, convirtiéndose en la tercera fuerza política en el Congreso. El PP, afortunadamente, también mejoró resultados, lo que supuso un alivio para Casado, que empezaba a estar cuestionado. Sus posturas, en ocasiones, se interpretaron como algo hieráticas, y algunas de sus declaraciones no acabaron de entenderse. Se dudaba sobre el acierto de la estrategia. Por el contrario, el Gobierno de Sánchez supo activar todas las guerras culturales en medio de elecciones, lo cual obligaba a nuestro partido a posicionarse, a veces sin apaciguar el debate interno que estas cuestiones suscitaban, como fue por ejemplo las cuestiones del aborto o de la eutanasia. Además, nos estalló el caso de la Operación Kitchen, que implicaba a cargos del Ministerio de Interior durante la etapa de Mariano Rajoy en la utilización de recursos públicos para el espionaje y sustracción de documentos al extesorero del PP Bárcenas. El ínclito excomisario Villarejo era una pieza clave y, además, este aprovechó para espiar supuestamente a compañeros del partido. En fin, que otra vez estaba una parte del PP metida en el lodazal de la corrupción, pero en un escalón aún más terrible, ya que esta vez implicaba a la propia gestión del Gobierno del PP más reciente. El exministro Jorge Fernandez Díaz había sido candidato por Barcelona a las elecciones generales y su director de la Policía, al que inicialmente se implicó, era el actual portavoz en el Senado. También a Cospedal, que era ahora diputada por Toledo.

Aquello nos pringaba de cerca y la nueva dirección tenía que ser ejemplar. Nos asqueaba y nos frustraba vernos envueltos en todos esos comportamientos poco éticos y nada edificantes, pero por primera vez podía hacer algo. Casado no tuvo dudas: sabía del grave perjuicio que ese caso más nos estaba provocando en la nueva etapa. Yo misma, como presidenta del Comité de Derechos y Garantías, tuve que llamar al exministro del Interior para comunicarle que procedía a suspenderle de la militancia del partido.

Sin embargo, la onda expansiva fue de nuevo recibida de forma negativa por los votantes y la opinión pública, como era de esperar, ya que no parecía haber fin a todo aquello.

En Cibeles las cosas no estaban resultando tampoco sencillas. La sombra de Carmena se había convertido en un largo lamento por parte de la izquierda política y mediática, que nos culpaba de todos los males. En el Orgullo de ese año se gritaba «que vuelva Carmena». *El País* nos acusaba de matar a los madrileños en un holocausto de gases contaminantes. A mí me increparon desde el público cuando intervine en la presentación de la temporada del Teatro Español. Un conocido restaurante de pizzas a domicilio regaló por Halloween máscaras de cartón con la cara de Ayuso y aparecieron pintadas de dudoso gusto sobre el físico del alcalde. Me hace gracia recordarlo ahora, pasado ya un mandato, en el que mucho han cambiado las cosas, en especial la percepción general sobre la gestión que hicimos en una legislatura marcada por la pandemia, la guerra y una gran nevada.

La autoexigencia era en mí una constante para poder superar todos aquellos prejuicios alrededor de alguien del PP en el mundo de la cultura. Había que trabajar más, dedicarle más horas a estar presente en todas partes. Mis días empezaban, como los del resto de mis compañeros, a primera hora, pero yo tenía doble agenda: la de los eventos de tarde y noche para los que, además, en muchos de ellos, había que arreglarse. Llegaba la mayor parte de los días de madrugada a casa para volver de nuevo a empezar a la mañana del día siguiente. La intensidad de la agenda era constante. Mis compañeros siempre me han dicho que esta es una de mis características más notables: tomarme muy a pecho y en conciencia mis responsabilidades, hasta un punto que, quizá, haya sido demasiado exigente.

Nacho seguía en Gijón y conseguir estar entre ambas ciudades se hizo cada vez más complicado para mí, a lo que se añadió que él afrontaba ese año una gira especialmente importante en su trayectoria, lo que le hizo atravesar un estado emocional más taciturno y triste que de costumbre. La distancia me cabreaba por no poder ayudarle de cerca y generó en mí un estado de malhumor permanente respecto a nosotros y a la relación. A su vez, sentía que él tampoco me estaba ayudando a mí. Con el tiempo, nos dimos cuenta de que estábamos tan colapsados personalmente que era imposible que nos dejáramos abrazar ni tan siquiera por la comprensión del otro. Al vernos, yo acababa siempre en un estallido de furia que él no podía calmar, convirtiéndome en una persona cada vez más distinta de esa que años atrás había conocido.

Cuando vio la luz su canción «El mundo en torno a ti» me revolví y me enfadé mucho con él. Partes de esa letra expresan cómo se podía sentir con respecto a mí en ese momento; sin embargo, yo nunca dejé de preocuparme y ocuparme de él, en un asfixiante sinvivir. Pero siempre me daba contra un muro: me sentía impotente con respecto a que cambiara esos hábitos tóxicos. Yo no estaba preparada o, mejor dicho, no me sentía capacitada, para cuidarle en esa senda de la adicción que, por otro lado, tan culpable y vulnerable le vi siempre que le hacía sentir. Esa desesperación por no lograrlo, por no saber cómo afrontar mi vida sentimental con este problema que todo lo cambiaba, me destrozaba los nervios. Cuando pensaba que iba a hacer algo por cambiar y no lo hacía. Cuando veía que volvía a cerrar la puerta para que no le viera. Cuando verbalizaba con sus ojos un perdón lleno de culpa. Entonces, algo de mí ardía cada vez más fuerte. Hasta que esas Navidades me sentí incapaz de seguir en ese bucle, ya que mi carácter devenía más y más venenoso hacia él. Fue un ultimátum. Fue una deflagración controlada. El día después de finalizar la gira, a principios de enero de 2020, se fue de mi casa y un silencio inmenso nos separó. Fue doloroso. Pero, por primera vez, no sentir la obligación de pensar en él supuso un alivio.

Pocas personas sabían de todo esto. Mi buen amigo Juanlu, Bea, Moni… Entre mis compañeros políticos, tampoco. Siempre guardé este tema para mi intimidad y de puertas hacia fuera hacía ver que todo iba bien. No me gustaba exteriorizar el sufrimiento, porque, en el fondo, sentía que nadie podía comprender bien mi relación imposible. Y yo misma tampoco sabía qué hacer y si estaba equivocándome al permanecer atada a una forma de amor que tan cruelmente me trataba. Porque, como escribe Luis Landero: «El amor muerde como ninguna otra fiera en el mundo».

Así que encerré el dolor tratando de aislar el problema como si no existiera. Intentar hacerse la fuerte es pura cobardía. Pero, sobre todo, es un imposible tramposo con uno mismo que a la larga acaba por estallarte o, en mi caso, acaba enquistando aún más dolor, porque al tratar de hundirlo se expandía cada vez más. En la liberación que supuso el final con Nacho hubo un fracaso que nunca en el fondo ninguno de los dos hemos superado del todo y esto también fue una carga de tristeza, que sobrellevé haciendo lo posible por que me afectara lo mínimo en mi día a día, en mi trabajo, en mi sonrisa, en mi bienestar general, mientras trataba de sobrevivirle al tiempo, que dicen todo lo cura. Afortunadamente, con periodos de algún que otro encontronazo y enfado, hemos conseguido tener ahora una relación de amistad basada en el cariño, la ternura y la incondicionalidad. Aunque entre nosotros hubo muchos reproches, aunque segáramos las flores, la primavera siempre, siempre vuelve.

Supongo que concibo el amor como en mi vida hago con mi trabajo. Con ese mismo nivel de dedicación y autoexigencia. Solo así me siento realizada. Con las amistades más importantes me pasa lo mismo. Me gusta ser una persona muy leal con los míos. Esto me ha llevado a tener una familia elegida que me hace sentir acompañada en los momentos que no han sido buenos. Sin embargo, durante un tiempo fue difícil verbalizar todo lo que me estaba ocurriendo. Yo sentía que no estaba bien, que los dolores que padecía constantemente llegaban a atormentarme, que el agotamiento me volvía irascible, que solo pensaba en dejarme caer en la oscuridad y el silencio. Que no encontraba la paz. Me volví tremendamente irritable. Mis padres no entendían por qué siempre estaba de mal humor con ellos. Y, poco a poco, fui alejándome de gente que no supo comprender lo que me ocurría o, más bien, que yo no me esforcé lo suficiente por hacerles comprenderme.

Ahora que estoy en otra fase vital con la enfermedad, he podido recuperar amigos que estuvieron un tiempo alejados y que me han dicho lo difícil que les resultaba saber cómo tratarme. A muchas de las personas que me escriben y que padecen fibromialgia también les cuesta hablar con franqueza a la gente de su entorno. Incluso se sienten incapaces de tener una relación sentimental.

El dolor sirve en nuestro cuerpo principalmente como mecanismo defensivo, para protegernos. Se produce con las lesiones: en el momento que ocurre, se manda una señal al sistema nervioso central y este lo interpreta como dolor. Esa información nos dice dónde se ha producido el problema, lo intenso que ha sido o el tiempo que está durando. De aquí que en el dolor influya de manera determinante un componente emocional. Es una alteración que se da en el entramado de nuestro sistema nervioso, una mala conexión. Algo así como un cortocircuito en el sistema de cables que conectan a más de un billón de neuronas. Todo esto se traduce en que este dolor producido por una circunstancia física nos provocará una sensación desagradable e incómoda, un aviso para hacernos tomar consciencia de que nos acabamos de hacer daño, que algo nos duele. Los mecanismos neurológicos del cerebro encargados, por una parte, de decirnos dónde se ha producido el dolor y cómo de intenso es, y los mecanismos encargados de darle a esa sensación de dolor un tono desagradable, son distintos y están separados dentro del cerebro, no son el mismo mecanismo. Por eso se puede estropear solo uno de los dos y el otro funcionar adecuadamente.

En el caso de una persona con fibromialgia, está demostrado que, en su cerebro, en comparación con el de una persona sana, se produce un dolor mucho más intenso ante situaciones de presión parecidas. El mecanismo emocional está alterado, de modo que un dolor normal produce una emoción desagradable muy profunda, aunque sea un dolor muy poco intenso o un estímulo que ni siquiera es doloroso. Es un dolor patológico que no se debe a una lesión en un punto concreto, sino que es el resultado de un mal funcionamiento del propio mecanismo. Esto provoca una sensación dolorosa sin que realmente haya una causa externa que lo produzca. Las neuronas que deberían solo reaccionar cuando el cuerpo está recibiendo un daño real lo hacen sin motivo y causan esa sensación anómala.

Cuando convives con un dolor crónico, este se convierte en el centro de tu existencia. Puedes estar en cualquier lugar rodeado de gente, fingiendo que estás integrado en una conversación e incluso que te lo estás pasando bien, pero por dentro ruges con cada latido que te golpea. Intentas que no se te note y, lo más importante, procuras que ese mal no pueda contigo, que no te joda los planes, que no te arrastre a la soledad, a la derrota de quedarte en la cama sin hacer una vida normal. Es una lucha constante para conseguir ese equilibrio que necesitas y para sentir que puedes, que eres útil, que no te rindes, a pesar de convivir con un enemigo que no solo te rasga la carne, sino la autoestima.

El dolor de las personas con fibromialgia no está localizado en un punto concreto, sino que nos invade el cuerpo entero y solo lo vemos con los ojos del alma. Por ello, se hace tan difícil que las personas de nuestro entorno entiendan por lo que estamos pasando si no les ayudamos a hacerlo nosotros. Y contar con ese apoyo resulta fundamental. No es lo mismo cancelar una cena de amigos porque estás pasando por un brote de dolor que decir que te quedas en la cama o que estás cansada. Esto va a suceder muchas veces, en las que planes que te apetecen o que te gustaría hacer se van a ver frustrados por un abatimiento que nada tiene que ver con el interés que les prestas a tus amistades. Si padeces esta enfermedad, no debes permitir que piensen que en realidad te da pereza, que eres una persona aburrida o que pasas de todo. Tienes una patología crónica que no se ve y que debes exteriorizar para contar con esa indispensable red emocional fuerte de tu entorno personal. Pero tampoco te sientas obligada a nada o te frustres. Este mal día pasa y lo importante es proyectarse en el día bueno que vas a estrujar al máximo. Vas a poder salir, reírte, divertirte y juntarte con ellos. Se trata de esperar un poco, de tener paciencia, porque te ha tocado esto, un dolor que a veces va a incapacitarte.

El dolor crónico no es un síntoma, es una enfermedad en sí misma que genera circuitos de memoria que pueden seguir activos incluso cuando estás bien. Para mí, sentirme débil y vulnerable a causa del dolor, asumir que tengo una enfermedad crónica como esta, ha sido una lección de vida. No ha resultado un camino fácil y he pasado años de terrible sufrimiento anímico, mental y físico. Pero ahora que he aprendido a entenderme y he construido un círculo cercano que también lo hace, vivo sin la carga de la autoexigencia y de tener que demostrar que soy alguien que en realidad no soy. Ser perfecta ya no está de moda.

2020

HACER SOSTENIBLE
TU PROPIA VIDA

Tengo muy presente la comparecencia que decretó el estado de alarma por la epidemia de COVID con tanta viveza como el secuestro de Miguel Ángel Blanco o el atentado contra las Torres Gemelas. Son sucesos que te hacen recordar dónde estabas y qué hacías en ese momento. Durante la feria ARCO de ese año, a finales de febrero, la ausencia de galeristas y compradores internacionales fue una primera llamada de atención sobre que algo grave estaba pasando. Sin embargo, lo trágico de ese año para mí había empezado semanas antes. Y la mezcla de todo ello fue lo que acabó provocando mi detonación.

En una misma tarde, recibí dos llamadas con muy malas noticias sobre dos personas de mi entorno: David fallecía y Emilia estaba en coma tras caerse por unas escaleras, minutos después de escribirme un mensaje para que me uniera a una velada. Demasiados golpes emocionales que me hacían imposible manejar mi situación física con la sangre fría y entereza con la que solía. Me había acostumbrado a poder con todo, porque el pilar que suponía el trabajo diario como hilo conductor de mi cotidianidad me mantenía en un estado de alerta capaz de afrontar los retos más importantes, una especie de piloto automático siempre encendido. Pero cuando el confinamiento impuso la inestabilidad y la incertidumbre en mi agenda, mi cuerpo se revolvió como si de una sobrecarga eléctrica se tratase y se fundió tras el chispazo. Cuando apenas estaba reponiéndome del vacío que causa cualquier ruptura sentimental, esos sucesos inesperados me causaron un daño emocional que terminó por romperme.

Enfrentarme a todo ello era imposible sin recurrir a la prescripción química para desconectar del dolor, calmar la ansiedad o tan solo poder dormir. Fue por todo ello que me decidí a acudir a la consulta de un psicólogo que me aconsejó un amigo al que le conté todo lo que me estaba pasando y me dijo que para estas situaciones lo mejor era verse con un profesional que me ayudara. La última vez que había ido a uno fue en 2016, por mis problemas de insomnio, y me recetó nuevas pastillas de benzodiacepinas. No le dimos más importancia y culpamos al estrés. De hecho, acudí recomendada por otro compañero del partido quien, después de la tensión vivida en el País Vasco durante los años duros de ETA, no había vuelto a pegar ojo sin medicación.

A lo largo de estos años he pensado en situaciones que han atravesado políticos a los que he visto en pantalla claramente alterados, desbordados por crisis que sin duda alguna afectaban a su estado emocional. Pienso, por ejemplo, en el caso extremo de Ángela Rodríguez, *Pam*, con todo el sinfín de polémicas en la Secretaría de Estado de Igualdad: al estar tan expuesta, con críticas a todo lo que hiciera, sin duda sufrió una descompensación anímica grave, que acabó percibiéndose en su propia imagen. Lo digo no compartiendo las cosas que decía o pretendía hacer sino como un ejercicio de empatía hacia alguien, muy especialmente porque sé lo duros que pueden ser esos niveles de exposición pública. Recuerdo un día en Gijón, cuando una señora cruzó la calle y me dijo si me podía abrazar. «Te vi por televisión la noche electoral en Cataluña (cuando nos quedamos en cuatro diputados) y tu cara me transmitió tanta tristeza que me dieron muchas ganas de abrazarte. Sé lo difícil que es y lo mal que debías estarlo pasando». No le faltaba razón… Siempre he pensado que si algún día dejaba de sentir emociones con la política, es que me habría convertido en una cínica, como tantos otros, y ese sería el momento de abandonar.

La terapia esta vez no duró mucho más que un par sesiones. Yo no era muy dada a hablarle al psicólogo y lo único que quería era solucionar el malestar físico que me quebraba. Lo demás me parecía muy secundario. De nuevo, todo se redujo a un cambio en los antidepresivos y a una nueva combinación de benzodiacepinas para los dolores y para el sueño. Evidentemente, todas estas cosas formaban parte de una alteración de mi vida en la esfera más íntima, la de puertas para dentro. Cuando salía de casa, mé aseguraba de proyectar una imagen perfectamente alegre y saludable, optimista, la de todo va a estar bien. Lo más importante era sostener la felicidad hacia fuera para no dejar que el resto, como mi trabajo, se viera intoxicado por esa pesadumbre. Un acto reflejo que nos permite distraernos de nuestro propio caos, focalizándonos en la exigencia.

Me decía que aquí no pasaba nada que yo no fuera capaz de gestionar por mí misma. Y esto no lo hacía por ocultar lo que estaba sucediendo, sino que era simplemente una autoimposición, un mecanismo de defensa para no demostrar debilidad. Como si poder con todo y no sufrir por nada fuera la forma de supervivencia de los fuertes. Y, sobre todo, una exigencia personal para no desfallecer. Mostrar tu mejor versión cuando en tu interior hay un seísmo que no cesa. Ahora, a través de las miradas, he aprendido a intuirlo en tanta gente a mi alrededor que esconde una angustia por no saber, o por temer, contarlo. Por eso, hay también que mostrar empatía para cuidar, para tranquilizar y escuchar a los que tenemos cerca. A veces, una sonrisa puede ser un bálsamo para un alma inerme.

Según el Informe Anual del Sistema Nacional de Salud 2020-2021, el veintinueve por ciento de los españoles padece algún trastorno de salud mental: un 74,6 por ciento son casos de ansiedad; un 60,7 por ciento, de insomnio, y un 41,9 por ciento, de depresión. Vivimos en una sociedad que nos coloca al límite constantemente, cuando no somos nosotros mismos los que nos imponemos forzar al límite nuestro rendimiento personal o profesional para lidiar con los problemas cotidianos. Pero ¿qué diferencia una depresión de una tristeza normal? Si un paciente manifiesta un estado de ánimo disfórico, junto con cuatro síntomas de una lista de ocho —que incluye, por ejemplo, insomnio, fatiga o falta de apetito—, y lo hace durante dos semanas o más, puede ser diagnosticado de depresión clínica.

Pretender ser perfecta, cuando uno mismo no es capaz de gestionar situaciones externas que te hacen sentir vulnerable, no es una virtud sino una mentira tremendamente perjudicial con uno mismo y una tapadera hacia los demás. Esta manera de ser, tan inescrutable, es la que he aprendido con el tiempo a cambiar para vivir mejor. Porque todo dolor da miedo, y el propio miedo es un gran dolor. Ese que nos afecta por causas no físicas es también un dolor punzante, paralizante e insoportable. Lo que lo hace distinto es que la causa del padecimiento es tan personal que nuestro sufrimiento no nos permite compararlo con el de otros. Mientras podemos llegar a empatizar y comprender un molesto dolor de muelas, no podemos llegar a saber si un desamor o la muerte de un padre nos provoca el mismo tipo de herida en el alma. Y, muy especialmente, tampoco sabemos cuánto tiempo va a permanecer en nuestro interior. En palabras del neurólogo y psiquiatra francés Boris Cyrulnik: «El relato de uno mismo no es el retorno al pasado, es la representación del pasado desde el presente. Solo el recuerdo traumático permanece congelado en el pasado, ya que las imágenes y las palabras de horror se repiten continuamente, reforzando el recuerdo del trauma».

Pero ¿son útiles realmente las benzodiacepinas para medicalizar este tipo de situaciones vitales? Es cierto que están indicadas para «el tratamiento sintomático y temporal de los trastornos de ansiedad y el insomnio como el trastorno del sueño que acompaña al trastorno psiquiátrico, como puede ser la depresión». Sin embargo, no deberían ser el tratamiento de primera elección al que lanzarlos como remedio o salvación. En ocasiones deberíamos darnos antes la opción de usar las herramientas no farmacológicas para manejar correctamente situaciones excepcionales a partir de una correcta educación sobre salud mental. Esto no es más que hacernos conscientes de nosotros mismos y de las circunstancias que nos rodean o atañen. No podemos someternos a un estrés continuado sin hacernos responsables de abrir nuestras propias ventanas de desconexión. Saber cómo capear el temporal en un determinado momento es un aprendizaje que vamos a sumar a nuestras reacciones futuras.

Yo he aprendido mediante este ejercicio a identificar síntomas de ansiedad. Ante ellos, y al no depender ni su origen ni su solución de mí, el hecho de sosegarme en lugar de alterarme me ha servido de ayuda para enfocar mejor el problema, sin necesidad de acudir ya a las benzodiacepinas. Aunque, evidentemente, hay que diferenciar entre aquellos traumas que suponen un desgraciado y devastador suceso que marca un antes y un después en una vida —y que, sin duda, van a requerir un adecuado y monitorizado tratamiento clínico— de los sucesos que tienen un alcance menor aunque nos hagan sufrir, condicionando a menudo nuestra vida y nuestra relación con los demás. Son estos los que pueden desembocar, si no los sabemos gestionar, en un patrón de conducta que nos haga vivir recurrentemente con heridas de este tipo al no saber afrontar de forma correcta estos desencuentros vitales. Se trata de procesos adaptativos normales —como un duelo en el caso de una ruptura sentimental o la incertidumbre y los nervios ante retos laborales, por poner dos ejemplos típicos— los que, sin embargo, provocan con más frecuencia la toma de benzodiacepinas en nuestro entorno.

Da la sensación de que la mayoría lo tiene como única opción para reponerse de manera rápida y satisfactoria, sin que ello lleve consigo ningún aprendizaje para nuestra respuesta futura ante situaciones parecidas. También influye el contexto en el que se vive, pues no es lo mismo contar con una buena red de apoyo familiar que nos ayude a validar lo que sentimos y a sostenernos cuando algo nos sucede, que un entorno que ni valida ni reconoce, o incluso que llega a cuestionar lo que decimos, a ridiculizarnos y hasta a humillarnos. Lo que uno ha vivido a lo largo de su vida y que a su vez le ha ayudado a afrontar la adversidad hace que tenga más herramientas y más capacidades adaptativas para afrontar las situaciones difíciles y saber regularse emocionalmente.

Así estaba yo entonces: rellenando el vacío de amor que había dejado Nacho con un enloquecido frenesí, pasando los días en permanente vigilia hasta que mi amiga saliera del coma, lo que afortunadamente sucedió, no como ocurrió con David, cuyo trágico desenlace no podía quitarme de la mente. Encima de esto, por si todo este dolor no fuera ya suficiente, la calle se fundió a negro detrás de nuestras ventanas. Y la incertidumbre, el miedo y nuestra propia debilidad se convirtieron en compañeros de piso.

El alcance en la afectación de la salud mental que supuso la pandemia y, en especial, el confinamiento, aún tardará tiempo en evaluarse correctamente en el conjunto de la sociedad. Pero cada uno puede hacer su propio análisis de todo aquello que ha cambiado en su vida a partir de esas circunstancias fatídicas. Las muertes sin velar. La angustia de llamar a diario a tus seres queridos para asegurarte de que están bien. Todos tenemos nuestra propia experiencia. Tras comunicar el cierre de todos los centros culturales de la ciudad y el cese de cualquier actividad programada en la calle —como fueron, por ejemplo, las fiestas de San Isidro—, mi equipo y yo dedicamos los días a mantenernos en contacto con el sector, hablar con profesionales y asociaciones, y ver de qué manera nos inventábamos el día de después, algo que en ese momento era una pura incertidumbre.

Una de las principales razones de que Madrid fuera la ciudad que abrió sus puertas a la cultura antes que ninguna otra fue precisamente por la elaboración de los protocolos que se redactaron esos días, a través de innumerables videollamadas que nos permitieron contar con todo el trabajo ya elaborado para cuando las normas empezaron a ser menos restrictivas. De hecho, el Ministerio de Cultura, así como varios ayuntamientos dentro y fuera de España, nos solicitaron los documentos que elaboramos para hacer seguros, tanto para artistas como para público, los espacios culturales. Ese fue un hito conseguido, sin duda, porque no nos quedamos con las manos en los bolsillos, sino que adoptamos la actitud proactiva y positiva de tener en mente todos los días que después de la tormenta siempre sale el sol. No sabíamos cuándo, pero estábamos convencidos de que se volvería a las salas de teatro, a los conciertos o a los museos, y que Madrid estaría en la delantera mundial, lo que humildemente para mí es un motivo de orgullo.

El llamado Plan Aplaude Madrid, aprobado en mayo de 2020, fue crucial en el despertar de la ciudad, capaz de dar las herramientas, ya no solo para la seguridad frente al COVID, sino un reajuste presupuestario para mantener el tejido cultural. Sabíamos que una vez que se baja una persiana y se echa el cierre de un local, difícilmente se recupera. Madrid y su cultura resistieron. Y esto también provocó un estado de ánimo y una forma de ser distinta de los madrileños respecto a otras ciudades. A pesar de la difícil coyuntura, supimos aprovechar nuestras fuerzas para salir adelante y además hacerlo convirtiéndonos en una ciudad líder. Personalmente, yo no me dejé llevar por la pesadumbre y no recuerdo ese periodo como muy triste o aburrido. Al contrario, estaba muy motivada a diario y tuve ocasión de hablar y ver telemáticamente a mucha gente, resolver sus dudas o problemas, y aprovechar todas sus propuestas. En el salón de mi casa hice un auténtico cuartel general de la resistencia. Afortunadamente, no me he contagiado en todos estos años. Pero si por algo también recuerdo ese 2020 es porque, en medio de todo lo que estaba pasando, al fin me diagnosticaron lo que me pasaba: tenía fibromialgia.

Fue durante una de las rutinarias pruebas PCR que debíamos hacernos en las instalaciones municipales. Esa mañana de finales de mayo me había despertado con un fuerte dolor en el costado. Me resultaba difícil moverme, era muy punzante, como de haberme dado un golpe, lo cual no recordaba en absoluto que hubiera sucedido. Fue una sensación muy extraña. Tras la incómoda prueba del palillo en las fosas nasales, pedí si podía verme algún médico y me dijeron que tenía una costilla fracturada. Fingí recordar haberme caído el día anterior para salir de ahí e ir a casa a intentar recordar lo sucedido. Desde el umbral de la puerta me puse en modo CSI a escudriñar todos los rincones del piso. Nada parecía fuera de lo normal, excepto por unos libros que se habían caído de mi mesita de noche, algo que podría no llamar mi atención si no fuera porque la única forma que tenía para explicar la fractura era que, de algún modo, había chocado con el mueble, antes o después de quedarme dormida. Pero no lograba recordarlo, así que solo podía suponerlo.

Me vino entonces a la cabeza esa primera vez en casa de Nacho, en la que en mi mente había una niebla también espesa sobre la memoria reciente de lo que había ocurrido la noche anterior. Me preocupaba palparme la costilla y no saber cómo había ocurrido ese golpe. Por más que repasaba lo que había hecho en esas horas no encontraba respuestas. De hecho, no me había movido de casa. Algo conectaba ambas situaciones: el sueño profundo provocado por los Orfidal y el Rivotril. El estado de somnolencia que suspendía temporalmente mi estado consciente. Era lo único que tenía claro. No sé si fue por el sentimiento de temor general a causa de los estragos de la pandemia, o si fue por el hecho de tener más tiempo libre para estar a solas, pero el caso es que entré en una espiral de angustia por si aquello me estaba sucediendo más veces de las que yo me daba cuenta. Por primera vez, me cuestioné la medicación. Y solo había una persona que sabía que podría entenderme en ese momento: Nacho. Los curiosos dilemas del destino.

Supongo que pudo más el instinto de protegerme que el miedo a que prendieran de nuevo los rescoldos. Y, sobre todo, porque era alguien en quien podía confiar. Los dos nos dimos cuenta de que vivir como una rutina el dolor físico y el no dormir, a base de cubrirlo con pastillas, era una solución que había durado demasiado tiempo y que estaba resultando ya tan poco eficiente como perjudicial. Cada vez acudía al fisioterapeuta con más frecuencia, y no solo las contracturas parecían no desaparecer, sino que se sumaban unas a otras las lesiones contantes en las que sentía que cualquier tratamiento era en vano, ya que al rato volvía a dolerme.

Nacho me dijo que ahora que podía tener la agenda más despejada, igual era buena idea que me viera un médico a fondo, no solo por los problemas concretos, y que quizá sería la mejor opción ingresarme hasta que encontraran la respuesta.

Es verdad que llevaba tiempo viendo a médicos especialistas para explicar el porqué de mis dolores. Incluso me había sometido a escáneres cerebrales y varios TAC en el resto del cuerpo para detectar cualquier anomalía. Nunca aparecía nada.

Le di vueltas un par de días. Cuando me decidí, él se ocupó de organizarlo todo, la clínica y el doctor. No recuerdo bien qué día de la semana fue, pero acordamos que llegaría ahí el sábado 13 de junio, después de dejar las cosas atadas en el trabajo, donde evidentemente no comenté los detalles, solo que debía ausentarme unos días por asuntos personales. Era un tema sobre el que prefería discreción; tan solo lo sabían el propio Nacho y mi amiga Emilia, quien se encargó de llamar a mis padres para contárselo ya que yo no me veía capaz. Sabía que iban a preocuparse, hacer mil preguntas y aparecer donde fuera. Decidimos que lo mejor era esperar unos días hasta que avanzara el proceso.

Por prudencia y también por preservar mi intimidad, prefiero en este punto omitir ciertos datos relativos a esos días, tales como el centro de salud donde ingresé. Una de las razones que además me obligan a hacerlo es que, lamentablemente, descubrí que hubo ciertos periodistas —no sé si alentados por algunos compañeros políticos— que estu-

vieron en alguna ocasión husmeando en mi informe médico. Esa intromisión era algo que entonces yo ni podía llegar
a imaginar, obviamente. Lo único que me preocupaba era
conseguir respuestas sobre lo que me ocurría y, a pesar de
ser algo que podemos considerar normal, yo no podía tampoco dejar de sentir cierta vergüenza por esa «debilidad».
Por eso no lo afronté con sinceridad, salvo con aquellas
personas que habían sido testigos directos de lo que me
ocurría. A los demás, a mis padres, a mis amigos o compañeros de trabajo, preferí no contarles nada. A estos últimos,
mi temporal ausencia sí les resultó algo más extraña.

En esas semanas, el Ayuntamiento de Madrid estaba ne-
gociando los llamados Acuerdos de la Villa, una serie de
medidas pactadas con toda la oposición que convirtieron a
la ciudad en un referente y un símbolo de la gestión después del COVID. Logramos unirnos todos los partidos políticos con el propósito de adoptar soluciones para el futuro
de los madrileños, lo que fue recibido con el aplauso generalizado, aumentando la popularidad de nuestro consistorio
y del alcalde Almeida. Yo debía ocuparme de las del sector
de la cultura y la verdad es que la mayor parte de las deman-
das ya las habíamos adoptado anteriormente en el trabajo
que se hizo en el Plan Aplaude, del que he hablado antes,
por lo que había ya mucho trabajo adelantado. Sí es verdad
que no pude asistir a algunas reuniones que se produjeron
esos días. Pero yo había avisado de mi ausencia y además
estaba en comunicación con mi equipo más cercano para
hacer el seguimiento preciso. Nada escapaba de mi control,

lo puedo asegurar. Pero fue desagradable, no voy a negarlo, recibir ciertas reprimendas por algunos flecos de la negociación que se alargaron por mi ausencia, lo que se sumaba al estado vulnerable en el que me encontraba. Esto no hubiera ocurrido si hubiera contado abiertamente mi situación. Aunque entonces, como ya he explicado, sentía una profunda vergüenza de mí misma y de verme así. Además, desafortunadamente, por aquel entonces no se hablaba lo suficiente, como sí ocurre ahora, de la salud mental. Llama la atención que no se hiciera en ello especial hincapié cuando la humanidad vivía una experiencia traumática e insólita, como fue el confinamiento por la pandemia.

Así que yo estaba en el fino alambre del funambulista, con el vértigo recorriéndome todo el cuerpo, pero obsesionada con buscar una solución definitiva para mantenerme en pie. Me permite recordar todo lo que se sucedió esos días un diario que escribí durante el ingreso. Siempre he tenido la costumbre de escribir todo lo que me sucede, dejarlo anotado en innumerables papeles, libretas o archivos Word. Poseer nuestra memoria es un tesoro que nos garantiza un ancla firme en la vida con la que saber cómo continuar nuestra historia. El título que le puse a ese borrador fue «Esto es lo que pasó o, al menos, yo así lo recuerdo». Reproduzco aquí parte de lo que escribí esos días:

Sábado, 13 junio de 2020

Al despertar por la mañana, alrededor de las 8.00, tenía mucha prisa. Prisa por leer la prensa, prisa por desayunar, por hacer la maleta. En definitiva, prisa por irme ya. Escapar era, curiosamente, una forma de volver a mí. Desaparecer para recobrar mi normalidad. La única normalidad que deseaba, aunque, a decir verdad, a veces me cuesta saber qué es lo normal y si lo normal no es lo que nos hace menos dueños de nuestra propia vida. (…) Hice la maleta, el neceser, el maletín con el ordenador y algunos libros, y aún me sobraban dos horas hasta que me recogiera el taxi. Me quedé leyendo en la cama. Tomé la venlafaxina y un Rivotril. Quizá fueron dos. Leí Twitter, miré fotos en Instagram. (…) A las 11.30 salí de casa. Me fui como una mañana cualquiera a trabajar. (…) Antes de cerrar la puerta, me tomé un par de orfidales. Era un viaje, yo estaba nerviosa y quería dormir. Y, al fin y al cabo, tenían que ser seguramente mis últimas dos pastillas. (…) Cuando llegué, Nacho ya estaba ahí. Por primera vez, había hecho algo tal y como se lo había pedido. No llegó tarde, como siempre hacía, eso sí, seguía vistiendo igual, con esa combinación de ropa inconexa para alguien que se quedó en la moda de los noventa. Olía a tabaco, como siempre, pero esta vez me daba igual; no tenía que besarle. Me cogió la maleta. Hoy, y por esta vez, hizo lo que tenía que hacer: llevarme a la clínica y desaparecer. Llevábamos ya seis meses sin reencontrarnos físicamente después de mi silencioso final. También me trajo una bolsa con ropa mía que aún se quedó en su casa. «Te he traído esas deportivas tan chulas, me daba pena que estuvieran en casa sin usarse». Yo había hecho una maleta para permanecer en la cama durante una semana a base de camisetas anchas y pantalones de pijama, por lo que me provocó cierta ternura que pensase que estos días los pasaría con unos zapatos dorados. La realidad es que él me había traído hasta aquí, no él en sentido afectivo, sino en mi búsqueda de deshacer el entuerto por el cual estaba fastidiando mi vida. Debía conseguir que este lugar fuera mi salvación. El lugar donde deshiciera nudos y donde escampara la tormenta.

(…) A pesar de llevar mascarilla y sus sempiternas gafas de sol (ahora graduadas progresivas porque ya le dije hace tiempo que no veía un pimiento) estaba igual de guapo que siempre. No puede evitar pasarle la mano por el pelo y decírselo. Cuando nos detuvimos ante un semáforo en rojo, le retiré levemente la mascarilla. Ahí estaba él, con todo el amor y todo el odio por el daño infinito que me había provocado. Pero verle cogiéndome las bolsas y llevándome al médico tenía algo de reconciliación con esa rabia acumulada por haberme dejado llevar durante tantos años por la frustración de una relación tan insana. Pero hoy no era el día de pensar en ello.

Entramos en el despacho del médico y Nacho se despidió con un beso al aire y diciendo que me llamaría esta noche para saber cómo me encontraba. Ya estaba todo preparado para mi ingreso esa misma tarde. Estuvimos hablando de mi tratamiento anterior y de sus fallos. No había funcionado y yo era consciente de ello. La ansiedad y el dolor constante que me llevaba a los cócteles de pastillas eran la base del problema, no una consecuencia. No era mental, era físico. Una dependencia de la tranquilidad, de dejar de pensar y sentir, de desconectar. De olvidarme de ese dolor. La verdad es que, una vez producido su efecto, las detestaba, me detestaba por tomarlas. Solo las necesitaba para relajarme, para hacer desaparecer mis males. Un dolor que me trastornaba y no sabía de qué forma afrontar. Un placer parecido al rascarme, que había adquirido en los últimos tiempos, alrededor de la oreja hasta sangrar ligeramente. Un tic nervioso. Como en esa escena de *Girls* cuando Hannah no puede parar de hurgarse con el bastoncillo las orejas.

El médico era amable, directo y tenía esa precisión en todo lo que decía, que me dio de inmediato una gran confianza. «Haremos esto», y empezó a darle la vuelta a todo el tratamiento que había hecho hasta ahora. «Hemos de cambiar toda la química para que estés bien y luego nos ocuparemos de tus sentimientos, pero de aquí sales con lo primero ajustado para que no tengas más necesidad de tomarlas». Me leyó todos esos papeles con frases que debía cumplir para mi ingreso. (…) Al abrir la puerta, tal y como era de esperar, eso no era un *spa* de Maldivas, era una habitación de hospital, con su cama de hospital, su televisión de monedas y sus halógenos. Por suerte, mi habitación daba a un parque exterior. Enseguida llegó la enfermera a tomarme la tensión. «¡Qué delgada estás!», me dijo. Tuvieron que ir a buscar un aparato pediátrico, ya que mi bracito no le permitía tomarla correctamente. La tenía baja. El médico escribió en la carpeta la pauta que íbamos a seguir esa noche. Acto seguido, me dieron una pastilla que tardó menos de quince minutos en dormirme. Al cabo de un par de horas, antes de que fueran las 21.00, trajeron algo denominado cena. Hice amago de trocearlo un poco todo, me comí el pan duro y el yogur insípido, y vinieron a retirar la bandeja con otro vasito de pastillas para dormir.

Dormir, dormir, dormir. Cuánto deseaba dormir. Empezó así la noche de lo que debía ser el inicio de la nueva vida. (…) Decidí buscar una película de Woody Allen. Los clásicos tienen algo de reconfortante. Sabes que no van a sobresaltarte, crearte expectativas de novedad ni estimular nuevas emociones, que era justo lo que yo necesitaba. Nacho llamó un par de veces, pero no lo cogí. No tenía nada que contarle y en parte temía que me invadieran la pena y la nostalgia. Conseguí dormir tres horas. Llamé para pedir pastillas y retomar el sueño. Era la 1.30 de la madrugada. *Hannah y sus hermanas* ya había terminado. A las 3.00 no había conseguido dormirme y pedí nuevas pastillas, pero esta vez no me dieron más. El nuevo día ya había empezado para mí dando vueltas de un lado al otro de la estrecha cama del hospital en el que iba a curarme.

Domingo, 14 de junio de 2020

Acabo de ver la película que anoche dejé a medias. Leo la prensa y miro el móvil donde Nacho ha dejado un par de mensajes. Me lavo la cara, miro por la ventana cómo empieza a entrar el sol y espero a ver qué me depara el desayuno, que no llega hasta las nueve, con dos nuevas pastillas. Al poco rato, viene el médico. Me explica todo con mucha claridad. «Esta pastilla es para esto y esta para esto. Vamos a dejarlo en dos. No necesitas más. Seguramente el sábado ya puedas irte. Lo que tenemos que hacer es que tu cerebro acepte la nueva medicación». Habla de forma muy química, pero lo comprendo todo. «Hay que decirle a tu mente que no necesitas más que ser tú misma, que la ansiedad te la está provocando la medicación y que lo que necesitas es dormir». Me pregunta entonces si quiero que Nacho venga a visitarme. Lo tengo claro: no. No puedo permitirme otra recaída por él, porque, aunque el tiempo haga olvidar las cosas, mis males vienen también de ahí. El médico asiente. Yo no estaba capacitada para entender su adicción a las drogas, su trastorno de personalidad constante causado por ello y su manera egoísta de quererme. Todo esto me superó, me desbordó, me trastornó. Y, por mucho que ahora vea a un hombre que me acompaña en esta situación de debilidad y me lleve la maleta, sé que él seguirá siendo el mismo.

(…) Al recordar esto, iba a llorar, pero decido meterme en la ducha y de repente me doy cuenta de que voy a pasar una semana en una habitación, en la que solo veré a un médico y a varias enfermeras. He renunciado a todas las demás visitas: mis padres, Nacho, mis amigas. En mi trabajo nadie sabe dónde estoy. Este es el momento en el que voy a descubrir exactamente dónde está mi lugar, mis renuncias, mis errores, mis pérdidas. Volver a construir el puzle.

Dejo grabada una nota de voz sobre la reapertura del Centro Cultural Matadero que me ha pedido mi jefe de prensa para cumplir con mis responsabilidades todo lo que sea posible. Una vez hecho, me vuelvo a la cama. Leer o volver a Woody Allen es a lo que voy a dedicar la mañana. Evitar pensar, eso es lo único que intento hacer. Duermo un rato antes de que me traigan la comida. O algo que aquí llaman comida. (…). Hoy recuerdo ese mensaje de Nacho en el que decía que yo estaba rehaciendo mi vida mientras él jamás me hubiera hecho esto, ni siquiera podría imaginar hacerlo nunca. No pude sacarme esa sensación amarga de culpabilidad ya en todo el día.

(…) Me llama Nacho. Es una conversación extraña. Entrecortada, de monosílabos. «Sí, todo bien. La comida, un horror. Las enfermeras, simpáticas. Creo que me podré ir el sábado». Pero todo acaba girando hacia lo que estaba esperando que le dijera: «La verdad, no es buena idea que vengas a visitarme, ya nos hemos hecho suficiente daño en esta vida». (…) Los dos sabemos que eso es cierto. Que nos haríamos más daño y que, en el fondo, estos días solo vivimos un espejismo. Yo estoy débil y sola, y él se siente culpable de verme así y solo busca cuidarme para exculparse, lo sé. Nunca más volveremos a estar juntos, pero los dos sabemos que nos quisimos y que nos debemos ayudar en momentos como este. Yo intenté muchas veces ayudarle a que dejara las drogas para que estuviera bien. Lo hice durante años y jamás lo conseguí. Siempre había excusas y yo no estaba preparada para hacerlo mejor, ni en ese momento podía dedicarle más tiempo, por ser una etapa tan exigente de mi vida. Hablo de esto con el médico.

(…) Las horas pasan arrastrando una densa lentitud. Volverán a traerme la supuesta cena y luego las pastillas. Las nuevas. Y tomo conciencia de que esto se va a hacer muy largo. Quedan muchos días sola por delante. Y la tristeza me devuelve a la realidad otra vez. Hoy viene una enfermera que intenta sosegarme cuando le digo que necesito más pastillas para calmar mi ansiedad. Lo ha llamado «la terapia del perdón». Enseguida lo he buscado en Youtube. Se trata de concentrarse en la respiración y dar por sentado que todo lo que nos pasa, bueno o malo, es por algún motivo que añade experiencia en nuestra vida. Por ello, hemos de perdonar, pero también pedir perdón para de esta forma romper la cadena y liberarnos. Con tus padres, con tu pareja, con tus amigos. Así que hoy he pedido perdón y he perdonado; siento el daño que he podido hacer. (…). Espero que al menos esta noche pueda dormir con la conciencia tranquila. Me pongo a ver *Granujas de medio pelo*.

Lunes, 15 de junio de 2020

(…) Esta mañana no quería despertar; el sedante de ayer me provocó un sueño que ha sido muy placentero. A las 7.00 entra un enfermero a pincharme para un análisis de sangre. Luego llega otra a tomarme la tensión. Luego traen el desayuno. Luego recogen la bandeja. Luego traen nuevas pastillas. No soporto la de veces que entra y sale gente desconocida de esta habitación. Bajo la persiana y me hago la dormida antes de que vuelvan a entrar para hacerme la cama. Escribo algún mensaje al equipo sobre cómo gestionar el tiempo en el que yo no voy a estar. No leo la prensa, ha dejado de interesarme esta semana. Plan del día: esperar a que llegue el médico a las 3.00 mientras veo algo en el iPad, tal vez otra de Woody Allen, o leo los libros que me traje. Me escribe Nacho para preguntarme qué tal estoy. Le contesto que cuál es su película de Woody Allen favorita. «*Match Point* y *Manhattan*». Coincidimos.

Cuando llega el médico, estoy medio adormilada. Me explica de forma muy clara todo el tratamiento. Dice que mi consumo de pastillas no es porque las necesite sino porque tengo una relación física con ellas, de creer necesitarlas como acto impulsivo para estar bien, no que las necesite para estarlo. Escucho por primera vez la palabra fibromialgia, como posible causante del cuadro médico que me ha traído hasta aquí. Cree que el hecho de que estos días no pueda dormir y el aumento de mi dolor en el cuerpo podría estar relacionado con esta enfermedad. Va a analizarlo. Fijamos la pauta de la medicación. Me recuerda que aún no he salido de la habitación. Y es verdad. Le digo que no siento ninguna necesidad y lo único que podría apetecerme es salir para charlar un rato con Nacho, cosa que creo y cree que sería inapropiada. (…) Antes de irse, le pido al médico que llame a mis padres para decirles que estoy bien.

Estoy sola en esta habitación y sin querer ver a nadie. Con suerte, el sábado podré irme ya y afrontar la nueva realidad de mi vida. Cuando vuelva, estarán ahí mis padres para acompañarme en mi regreso. Como en esa película,

La rosa púrpura del Cairo, a veces es todo un poco así, no sabes en qué parte de la realidad estás.

Martes, 16 de junio de 2020

La noche no ha sido buena. No he conseguido conciliar el sueño. Suerte que me he agarrado a Woody Allen: *Irrational Man* me parece un peliculón de estos con mensaje intenso que hace el director ahora. Aunque a mí me gustaba su primera etapa, en la que los planos de Nueva York y la ironía del humor eran su seña de identidad. Eso pasa con *Broadway Danny Rose*. Me gusta el personaje del representante que cree en sus artistas y lo hace todo por ellos, aunque sean locuras. Me gustan las locuras. Pero yo no estoy loca, solo desconocía qué me ocurría, eso me ha dicho el médico. Creé un mal hábito de consumir pastillas sin que estas me produjeran el menor placer, porque simplemente creía que me ayudaban. Y al revés, lo empeoraban todo aún más, como si en lugar de corregir un mal trazo hubiera emborronado todo el cuadro.

Por fin decidimos el día de mi salida: el sábado. Dice que no presento un cuadro de dependencia ni de adicción, por lo que está siendo más fácil reconducir la situación y que estén aflorando los síntomas. Tener referentes temporales en mi agenda es importante, ya que me gusta organizarme. Desde ese momento, pongo a trabajar a mi equipo del ayuntamiento en una agenda para el domingo, entrevistas para la semana que viene. Con el médico también establecemos el protocolo de pruebas que he de hacerme y del nuevo tratamiento y, lo más importante, lo que mi padre debe encargarse de retirar de mi cajón antes de que llegue yo. Fuera Orfidal, Valium, Lexatin, Rivotril, venlafaxina, gabapentina y Campal. Mi padre dice que vale y que me esperarán el sábado. El médico me comenta que le ha parecido alguien que controlaba muy bien la situación.

(…) Llamo a Nacho y le pido que nos veamos esta tarde o mañana. Ahora ya cuento los días en negativo, es decir, los que quedan hasta el sábado cuando me voy. De repente, me viene en la cabeza estar en Gijón en agosto con él. Como el verano pasado, el anterior, y el otro, y el otro. Estos seis meses separados han servido para darnos cuenta de que lo que teníamos era algo más que «encuentros y desencuentros», como la película de Woody Allen. Cuando decidí acabar la relación en enero, después de haber planeado muy bien las Navidades y el fin de gira, para no volver a una ruptura traumática, sentí una liberación, pero también mucho odio. Odio a ese fracaso. Sentía que esta vez tenía que mirar por mí y no podía seguir haciéndolo con un enfado por semana con Nacho y sin saber cuándo podríamos volver a vernos. Por aquel entonces, yo además deseaba quedarme embarazada por primera vez en mi vida, y que tuviéramos algo nuestro que nos hiciera pensar en lo que compartimos, más allá de nuestros egoísmos. Pero, una y otra vez, veía que eso no iba a ningún lugar y que la relación podía seguir renqueando años, hasta que un día echara la vista atrás y viera cómo habían pasado los años.

Fue entonces, tras la muerte de David y el accidente de Emilia, cuando mi vida se quedó vacía. Las dos semanas de verla en la UCI fueron muy dolorosas. Le pedí a Nacho que viniese a Madrid a acompañarme en ese momento complicado y no lo hizo. Le odié por eso, pero seguí adelante, porque Emilia me necesitaba fuerte a su lado y yo tenía un equipo de trabajo que necesitaba ser capitaneado sin poder flaquear. Eso fue lo que cerró la herida con él: supe que nuestra ruptura era definitiva. Empecé a ver a un nuevo psicólogo en Madrid y me dio una serie de pastillas para tratar mi insomnio y la ansiedad.

(…) Hay un momento de la tarde, a partir de las 18.00, que se convierte en insoportable. Es el momento en el que ya no sé qué hacer y se me hace eterno pensar la de días que me quedan aún aquí. Esta tarde creía que vendría Nacho a verme, pero no lo ha hecho. Ha dicho que tenía trabajo y que quedaban días. El problema es que aquí dentro el tiempo se cuenta de forma diferente. En cualquier caso, que no viniera a verme me ha supuesto un disgusto y me ha puesto de mal humor. Supongo que todo es cuestión de expectativas.

(…) No sé hasta qué punto ahora creo que ingresar aquí ha sido acertado. El tratamiento médico es bueno, pero estar sin hacer nada no me sienta bien. No sé si hubiera sido mejor quedarme como estaba y sobrevivir con las fuerzas que tenía. Ahora mismo solo pienso en que lleguen las pastillas de la hora de cenar y luego las de la hora de dormir y se acabe el día sin volver a pensar en regresar a mi vida normal. (…) Debo empezar a relajarme; cuanto antes lo haga antes saldré de esta.

Miércoles, 17 de junio de 2020

Miércoles, jueves, viernes. Miércoles, jueves, viernes. Miércoles, jueves, viernes. Martilleo de forma incesante al despertar los días que aún me quedan aquí para darme algo de ánimo, cada vez son menos.

Estar aquí tiene su parte buena, ya que me ha permitido despejar las ideas y pensar con calma, pero también hay momentos que son más contraproducentes, en los que necesito tener mi rutina de trabajo, o tener unos horarios más adaptados a mi vida normal, como el de las comidas o las horas de dormir y despertarme. Pero la parte mejor ha sido la de reorganizar mis pensamientos. Hoy me siento muchísimo más animada y, sobre todo, he conseguido ordenar todas las ideas de lo ocurrido en estas últimas semanas. (…) También es verdad que ahora soy más capaz de hacerlo bien gracias a la reconducción argumental que me ha ayudado a hacer el médico. Me siento profundamente relajada al no tener que vivir sin comprender qué me pasaba. El médico cree que incluso podría irme antes, el viernes. Mejor, pienso. No es que me apetezca hacer nada especial en Madrid, más allá de ponerme a trabajar con normalidad, cosa que más o menos mantengo estos días desde la habitación de la clínica. Bueno, y la parte lúdica de la ciudad, de recuperar los planes, el verse, la gente, la vida, la luz. Vestirme de una vez para salir a la calle, no para pasar el día en la cama. Vivir la distensión, como en ese bar de moda de *Café Society*.

Por la tarde, vuelve el médico y decidimos adelantar un día el regreso. Un día es como casi medio siglo de adelanto aquí dentro. Intento no pensar en que aún me queda toda la tarde de hoy y la de mañana, solo que en dos días a esta hora ya estaré de nuevo en casa. Pero toca reflexionar sobre de qué ha servido todo este trayecto personal. ¿Hubiera sobrevivido sola a la carga de trabajo y a mí misma con el tratamiento equivocado y sin saber qué me estaba pasando? La respuesta es más que evidente: no. Estar aquí ha servido para tener una pauta médica, tanto en el tratamiento como en la capacidad de analizar todo lo que acababa de pasar. En primer lugar, poner orden a toda la medicación que no me estaba sirviendo para nada, sino para todo lo contrario. En segundo lugar, para aclarar definitivamente las cosas con Nacho. De todo, solo lo segundo queda pendiente y es lo que más angustia me da aún. (…) Esta tarde, como a las 18.00, Nacho ha dicho que va a venir a verme. No es que me apetezca por algo sentimental o amoroso, pero sé que estará bien verle.

Jueves, 18 de junio de 2020

Ayer la visita de Nacho me vino bien para romper la monotonía de la tarde. Fue la primera en la que no tuve ansiedad a última hora, ni necesidad de tomar el alprazolam. Como si hubiera sido una norma no escrita, los dos tuvimos la prudencia de no mirarnos directamente a la cara. Nos sentamos en un banco, en el jardín de la parte trasera de la clínica. Hablamos de la nada, de su trabajo, del mío y del médico. Le dije que estaba triste y que no sabía cómo iba a enfocar la vuelta. Entonces empezó a llover, nos levantamos y nos despedimos. Me dijo que quería estar cuando saliera y yo le respondí que, si llegaba a tiempo, me parecía bien, pero que nunca había confiado en sus horarios. Al subir a la habitación, sentí una sensación extraña, pero no amorosa. Me sentía amparada por alguien que se había convertido en familiarmente distante.

(…) Esta mañana me he despertado de especial buen humor. La sensación ha sido muy agradable, dice el médico que es el efecto felicidad de las pastillas que están funcionando correctamente. Luego, me he conectado por videollamada a la junta de gobierno. Trabajar es una de las cosas que más me gustan en la vida. (…) Como dice el médico chino de las hierbas milagrosas de *Alice,* el amor y los sentimientos nada tienen que ver con la razón y la lógica, y esto a mí me saca de mis casillas, pero al final ella se da cuenta de que en lugar de necesitar la poción mágica para elegir cuál de los dos hombres quiere que se enamore de ella, decide seguir su propio camino, irse de la ciudad y tomar las riendas de su vida, una diferente en la que ella por sí misma elige.

Viernes, 19 de junio de 2020

Ayer me fui a dormir lo antes que pude, ya desde las 17.00 bajé las persianas y decidí que todo esto debía pasar lo antes posible. El médico vino a darme el alta y a reconfortarme, dijo que había sido muy fuerte, que lo había hecho todo bien y que ahora estaba lista para seguir.

(…) Por la mañana me despierto a la espera del último desayuno y de que me traigan la última dosis de medicación. Empiezo a escuchar temas de Nacho. Tengo muchas ganas de verle, abrazarle y decirle lo orgullosa que estaba de él por acompañarme hasta aquí. Quizás hiciéramos las cosas mal en el pasado, pero nadie nos dijo cómo podíamos hacerlas mejor.

(…) La salida de la clínica es lo más recia posible, recojo, digo adiós sin más y espero a Nacho donde me ha de recoger el taxi fuera. Este lugar no me trae malos recuerdos, pero tampoco buenos. Tengo prisa por que llegue el taxi y encontrarme con él, pero le sigo esperando quince minutos antes de salir. No está. Tampoco cuando faltan diez. Cuando faltan cinco minutos para tenerme que subir, me escribe diciendo que está de camino. Luego que no hay taxis para que llegue. Luego que se ha dormido a las 6.00 tomando cuatro Rivotriles. Le digo que es lo de siempre, que no pasa nada, que es triste irme así, pero que tampoco me sorprende. No es la primera vez que pasa algo parecido con él. Luego, me escribe en mayúsculas que «odia al médico» y que va a «meterse toda la heroína que pueda» y que «no vuelva a escribirle ni a llamarle nunca más». Que es «culpable de todo» y que le haga «desaparecer de mi vida de una vez, por favor». Yo entro en pánico, le llamo y me cuelga. Le escribo que se tranquilice y aviso al médico que, evidentemente, me dice que le deje estar, que me está haciendo chantaje emocional con lo que sabe que más me duele. Y es verdad. Yo ahora soy incapaz de pensar en otra cosa, aunque curiosamente, no estoy sufriendo un ataque de ansiedad. Estoy preocupada, pero el médico me llama para tratar de calmar las cosas y decirme que no me responsabilice de Nacho. Eso es imposible. Aunque él diga que no, Nacho es y será mi problema siempre. Le escribo un mensaje de cariño para que se tranquilice. (...) Espero que todo haya sido una amenaza en falso y que Nacho esté bien. Y, de nuevo, me veo con el mismo problema de sus chantajes, mientras arranca mi taxi. Por suerte, esta vez tengo mayor fortaleza mental y un teléfono de rescate médico para hablar.

(...) Una vez en casa, he tenido una sensación de extrañeza, como si volviera después de una larga temporada. He saludado a mis padres, no efusivamente, sino con un hola mientras deshacía las bolsas y organizaba mis cosas. (...) Le he preguntado a mi madre qué habían hecho por Madrid estos días, aunque no le he prestado mucha atención, solo la justa para justificar que hoy he vuelto y que ellos estaban en casa. He dejado las pastillas en un platito, en la mesa del comedor, junto a las recetas que voy a ir a buscar a la farmacia en un rato.

(...) Nacho me escribe un mensaje para disculparse por lo de antes. Habla de la angustia que siente cada vez que me falla por esa manía nuestra de culpabilizarnos todo el rato de nuestros fallos y errores hacia el otro. Le he dicho que hablábamos esta noche, aunque ahora mismo Nacho ha quedado atrás y todo se me hace más confuso.

Sábado, 20 de junio de 2020

Hoy hace justo una semana iniciaba un viaje aterrador, hacia algo que desconocía, pero con la convicción de que debía curarme. (…) Repasaba en mi cabeza todo lo que me había pasado y era incapaz de saberlo, como en *Sombras y niebla* el personaje de Woody Allen empieza a verse envuelto en un entuerto del que no es parte y cada vez las cosas se lían más y más. Estaba igual, desbordada por todo y sin saber qué debía hacer. Ahora, una semana después, de nuevo en mi casa, la sensación de miedo al vacío sigue estando presente, pero me siento más segura.

(…) Esta mañana me he despertado a las 6.30, he tomado el café y me he ido a dar una vuelta al parque del Retiro. Hace una semana que no leo ningún periódico, algo que no hacía desde hace al menos cinco años. No me apetece. Ayer noche discutí por una cosa del trabajo con el alcalde, que estaba enfadado conmigo por una cuestión que en mi opinión era un malentendido. Pero no lo afronté con angustia, pensé que se solucionaría. No quería asumir de nuevo agobios y pánicos innecesarios. En definitiva, hace una semana esto me hubiera llevado a un ataque de ansiedad y a vaciar cualquier blíster. Ayer simplemente me dormí.

(…) Mis padres me han gritado por detrás de la puerta si les acompañaba a pasear y he dicho que no. Me han preguntado si quería comer con ellos y les he dicho que no sabía si iba a tener apetito. Ahora mismo, el único sitio seguro es el refugio de mi habitación, quizá porque me recuerda a la habitación de la clínica, donde nadie me obligaba a hacer nada. Sí lo siento mucho por mis padres, no tienen la culpa y se están portando bien, con una hija que está inaguantable, pero aún estoy demasiado confusa conmigo misma como para forzar la sonrisa. Tampoco sé si sabré hacerlo en el trabajo. En esto pensaba mientras andaba por el Retiro.

(…) Hoy estas páginas llegan a su fin, ya que se trataba de eso, de poder explicar cómo fue este episodio de mi vida que bien seguro ya por siempre recordaré. No solo esto: mi estado de ánimo será diferente y quién sabe si hasta mi propia personalidad. Ahora, aquí en la cama de mi habitación de casa, pienso que, sin este ingreso, el colapso que padecí solo hubiera ido a mayores. En Madrid, con todas las oportunidades por delante, con unos padres que están a mi lado y con un trabajo en el que me siento muy afortunada, tengo nuevas herramientas para afrontar las cosas que me sucedan. No sé qué pasará en los próximos días ni semanas. Hasta final de julio he de trabajar en Madrid, ya que hay actividad ordinaria en el Ayuntamiento. (…) Pero, al menos, afronto esto con más calma y sin hacerme más daño ni descontrolarme. El tiempo dirá cómo acaba esto. Si consigo recuperar el ánimo pronto o si me cuesta superar las heridas del pasado. Pero ahora es el momento de iniciar una nueva etapa donde este viaje concluye. Quizá esto no es un final *made in Hollywood,* pero es mi final, o, al menos, así lo he vivido yo.

Pues esto es lo que escribí en uno de los episodios más delicados de mi vida y me siento orgullosa de haberlo hecho, de dar ese paso. Fue el inicio de otra etapa, que no ha sido sencilla: la de lidiar con la enfermedad. Pero esta vez con las armas que me iban a permitir hacerlo bien. Conocer lo que te sucede supone un respiro. Que un médico le ponga una etiqueta a lo que te pasa es un momento liberador, tras años de peregrinaje y de confusión. Es, por fin, una respuesta a todo aquello que no sabías a qué se debía y por qué te estaba sucediendo. Y, sobre todo, es una explicación que puedes darle a las personas que te rodean y que, durante años, han soportado lo que te sucedía, desde la incomprensión más absoluta. Es, en definitiva, un pasaporte a la normalidad. Todo lo que sientes y padeces ya puedes llamarlo por su nombre y ampararte en otras personas que también lo sufren. No estás sola. Este es un detalle fundamental en el camino que de nuevo empieza en ese instante. Un presente mucho más acogedor en el que vivir. Has pasado de transitar por una carretera sin asfaltar a una autopista, con peajes, pero los carriles son seguros.

2021

ESTA ES MI REALIDAD,
NO ES MI DEFECTO

Me he preguntado muchas veces qué dolor es más soportable, si el físico o el del alma. Uno podemos localizarlo en nuestra anatomía. El otro se encuentra en nosotros, en un lugar sin determinar. Lo mismo ocurre con los que padecemos fibromialgia: respondemos que nos duele todo, ya que no existe un punto concreto donde sintamos el dolor. El dolor emocional, aquel que depende de circunstancias normalmente externas pero que afectan a nuestro estado de ánimo, es personal e intransferible, es decir, único en la manera de padecerlo y singular en las causas que nos lo provocan. Pensemos que, para describirlo, se suele decir que el dolor provocado por un cólico nefrítico es como el de un parto. Pero ¿cómo duele el desamor, la pérdida de un ser querido o el miedo al fracaso? El cerebro es capaz de soportar racionalmente aquel que se produce de manera causal en nuestro cuerpo: una caída, un golpe, una gripe… Mientras que aquel dolor provocado por un vacío o desconsuelo no tiene ese proceso mental que objetivamente gestione lo que padecemos.

¿Acaso podemos saber cuánto de media dura el desamor, la rabia, el odio, la tristeza, la vergüenza, la venganza, el rechazo, la apatía, la ansiedad, el pánico, el placer…? Cuando nos encontramos en un estado de melancolía, es imposible encontrar una respuesta propia, y tampoco ajena, que nos contente y consuele para dejar de padecerlo. No hay formula homologable para toda la humanidad, a pesar de que todos sabemos describirlos y reconocerlos. Por eso, los males llamados del corazón, sean del tipo que sean, son tan difíciles de sofocar, ya que no basta ni siquiera con los fármacos para que desaparezcan. Tampoco uno mismo los vive siempre por igual, con la misma intensidad de dolor, tristeza o rabia.

Cuando no sabemos encontrar amparo para nuestra tristeza, el dolor es insoportable y, sobre todo, la memoria registrará el sufrimiento como un recuerdo imborrable para siempre. Es, pues, un dolor incomprensible. O, mejor dicho, solo comprensible por nosotros mismos. Luego, es posible que nosotros seamos a la vez causantes y curadores de este. Cuando se produce una alteración de nuestro estado de ánimo causado por una ruptura en nuestras relaciones afectivas (amor, amistad o familiares) la sanación solo viene por conseguir perdonar y perdonarse, sin esperar nada a cambio de nadie. La educación sobre nuestra gestión emocional o salud mental debería estar mucho más presente en nuestro sistema educativo, ya que se trata de asuntos a los que seguro que vamos a estar expuestos a lo largo de nuestra vida. Más aún si tenemos en cuenta los efectos sobre la personalidad de los más jóvenes que las redes están generando por la constante exhibición de su intimidad y de su propio cuerpo. Cómo lidiar con la difusión de un vídeo de contenido íntimo, con la frustración por no tener determinados bienes materiales o por no ser físicamente como aquellas personas a las que admiramos son asuntos de máxima importancia hoy en día.

Por otro lado, hay un dolor que todos los seres humanos compartimos por igual: aquel que expone nuestro cuerpo a una enfermedad o un traumatismo. Un dolor más evidente, más visible, más descriptible y, sobre todo, más fácil de diagnosticar. Pero ¿qué ocurre cuando lo que te sucede no sabes cómo expresarlo, desconoces incluso que te esté ocurriendo algo fuera de lo normal e incluso los propios médicos a los que acudes no saben tratar los síntomas que padeces? Sucede que, como el Josef K. de *El proceso,* te conviertes en un personaje que desconoce las razones, que ha de seguir avanzando por una espiral de incertidumbre sin saber a lo que se enfrenta ni saber qué es lo que le ha pasado. «Ninguna otra persona podía haber recibido permiso para entrar por esta puerta, pues esta entrada estaba reservada solo para ti. Ahora me voy y cierro la puerta», le dice el Guardián al protagonista de este relato que, en cierto modo, es como el que yo padecí: mi propia pesadilla con la fibromialgia. Tras el paso por la clínica y la primera mención médica a la posibilidad de padecer en concreto esta enfermedad, se inició una nueva etapa en la que me encontré aprendiendo a asumir una nueva realidad, que es la de tener un diagnóstico con el que has de empezar a tratarte de nuevo.

Cuando salí del ingreso, había logrado volver a tomar el control sobre mí misma, ajustando la medicación a lo que realmente necesitaba para soportar el dolor y conciliar el sueño, mis dos principales males. Pero ahora me tocaba ponerme en manos de especialistas que supieran abordar mis problemas. Reumatólogos, neurólogos, psiquiatras y la unidad del dolor fueron el primer equipo de abordaje. Esta vez trabajaban juntos con un mismo hilo del que tirar para tratarme todos de forma coordinada. Ya no iba dando tumbos ni parcelando cada uno de los síntomas en una consulta distinta, sino que podía hablar claramente de qué me pasaba y de cómo cada aspecto de las dolencias se iba tratando por cada uno de los especialistas. De repente, te sientes segura, pues asumes que lo que te pasa tiene un nombre. Como dice George Steiner, es como si pasara a existir realmente, no solo en tu cabeza. Pero, también, echas la vista atrás y ves la de años perdidos, la incomprensión, la de malos ratos que te podías haber ahorrado.

Recuerdo que lo primero que hice después de la visita al reumatólogo fue imprimir, encuadernar y enviar a mis padres e íntimos amigos una guía del paciente con fibromialgia que resultaba muy esclarecedora. Era como si el hecho de que lo vieran por escrito certificara por fin mi propia verdad, la que yo había vivido. Porque sí, a veces no puedes evitar sentir que la gente a tu alrededor piensa que te lo inventas, cuando no eres capaz de unir todos los puntos bajo las letras concretas que dan nombre a lo que te pasa. Ese primer médico al que acudí tras el ingreso, y que también orientó su diagnóstico hacia esta enfermedad, no me edulcoró las cosas. Y si ya de por sí esos días pasaba por un estado de cierta confusión sobre qué me iba a pasar y qué iba a ser de mi vida a partir de entonces, de aquella consulta salí más apesadumbrada. Lo principal era reducir al mínimo cualquier tipo de analgésicos para destinarlos únicamente a los episodios más agudos. Esto supuso volver a tomar contacto con mi propio cuerpo, ya que, desde la salida de la clínica, el tratamiento había consistido básicamente en una alta dosis de analgésicos específicos para el dolor neuropático, además de fuertes sedantes, con el objetivo de eliminar por completo cualquier tipo de benzodiacepina.

Como era de suponer, la reacción inmediata de mi cuerpo fue un rebote a lo bestia del dolor. De hecho, si por algo recuerdo el final del año 2020 y casi todo el 2021 es por la sensación continua de malestar y agotamiento. Evidentemente, estaba pasando por un periodo transitorio hacia la estabilización del tratamiento llamado basal, es decir, el de la dosis diaria para los momentos en los que no se dan los brotes. Lo ideal es mantenerse el mayor tiempo posible en esta fase.

Todo esto para mí era una novedad no siempre agradable porque la ausencia de medicación me provocaba más dolor y más sufrimiento. Si reviso las fotos de esos días, en mi cara noto ese cansancio en la mirada, además de que aumenté bastante de peso, a causa de lo que me hinchaba cada vez que tenía que entrar en el hospital para ponerme en manos de un neurólogo y un anestesista de una unidad del dolor. En intervalos que variaban entre una semana, quince días o un mes, acudía a infiltrarme corticoides, antiepilépticos o anestésicos de forma intravenosa. Por último, estaba el psiquiatra con el que trabajé el sueño, el más difícil de los retos en mi caso. Me acuerdo de que al principio era tal la potencia de lo que tomaba para conseguir dormirme y llegar a la fase REM el máximo tiempo posible que, incluso a media mañana, después de haberme despertado horas antes, aun creía estar en sueños. Fue además una etapa en la que tuve muchas pesadillas, sueños muy pesados, casi como alucinaciones. Supe que esto formaba parte del proceso de adaptación a la medicación y, sobre todo, de no permanecer solo en el estadio de vigilia.

Experimenté por primera vez parálisis de sueño, lo que sucede cuando tu cerebro se despierta pero tu cuerpo permanece inmóvil aún como si estuvieras durmiendo. La verdad, era horrible a veces, tanto dormir como no poder hacerlo. Había días malos y días peores. Para mí es como si ese año no hubiera existido de lo mal que lo llegué a pasar; fue casi como dejar de vivir. Estaba solo centrada en la enfermedad y en acabar con ella, como si necesitara que no fuera real, expulsarla de mi cuerpo para recobrar mi normalidad. Los médicos me devolvían a la realidad: tenía que adaptarme a algo que iba a ser crónico y, si aprendía a sobrellevarlo, a cuidarme y a adoptar las precauciones más adecuadas, podía lograr una vida lo más normal posible. Sin embargo, yo pensé que esto podía llegar a acabar conmigo. Me sentí impotente por no ser la de antes. Cada vez iba a peor, no solo en lo físico, sino que mi estado anímico también se derrumbaba. Pensé que no volvería a ser feliz nunca más.

Ese 2021 creo que apenas viví siendo yo, es decir, la Andrea de siempre. Reduje mi vida social al máximo y guardé todas mis fuerzas para mis labores en el Ayuntamiento. A veces salía de una intervención clínica a las diez de la noche y al día siguiente a las nueve ya estaba dando la cara, después de haber pasado una noche horrible de reacciones a la anestesia. Fue muy duro. Y mentalmente agotador. Estaba cada vez más cansada. Una de las primeras cosas sobre las que has de concienciarte es a no rendirte anímicamente, a pesar de sentir que no te quedan fuerzas. Al principio, cuesta, pues aún no estaba del todo familiarizada con las renuncias que se supone debía ir adoptando en mi día a día para lograr un balance adecuado. Menosprecié las consecuencias de ir sobrecargándome, lo que aun agotaba más a mi cuerpo. Por poner algunos ejemplos, por aquel entonces apenas podía sujetar el teléfono móvil para consultarlo o escribir; se me caía de las manos, casi no tenía en ellas movilidad. También me caía al suelo a menudo; me fallaban las piernas. Sentía que me iban a estallar las rodillas. Mi musculatura estaba muy debilitada y adormecida por la medicación. Pero tenía que confiar en que el tratamiento iba a funcionar. Que no me iba a quedar para siempre en esta situación. Iba a salir de ella. Mi mente tenía que seguir fuerte para tirar de mí. Si tu cabeza se da por vencida, entonces ya no hay nada que hacer. Y para ayudarte con esto, también resulta indispensable apoyarte en tu entorno más cercano.

Por aquel entonces, aún mantenía mi puesto en la dirección nacional del PP y, aunque menos, seguía teniendo que cumplir con ciertos viajes y actos de partido. Un día me invitaron a participar en un encuentro con afiliados en Zaragoza, con mi amigo y presidente provincial ahí Ramón Celma. Una agenda de dos días, con noche incluida y cena con el alcalde de la ciudad, Jorge Azcón. Cuando me desperté en casa por la mañana, antes de ir a la estación de Atocha, no podía apenas levantarme de la cama. Era como tener un elefante encima, un peso inmenso aplastándote. Llamé a Carolina, mi colaboradora más cercana y que lleva conmigo desde que empecé. Le conté lo mal que me encontraba. Me dijo: «Voy a tu casa, hablamos y si hay que cancelar, se cancela y no pasa nada. No te preocupes». Carol sabe que para que yo cancele algo debe estar ocurriendo un apocalipsis zombi. Al final, me acompañó en coche a la estación. Recuerdo especialmente ese trayecto porque yo no podía parar de llorar de la impotencia de querer y no poder. ¿Por qué a mí? Y, sobre todo, ¿hasta cuándo me iba a estar pasando esto? Me cogió de la mano y me dijo: «En cualquier momento, llamo a Ramón y cambiamos la agenda para que descanses, aunque sea un rato. Lo va a entender perfectamente». Nos despedimos ahí, me tragué las lágrimas y seguí como estaba previsto. Solo con sentir que alguien se preocupa por ti y está a tu lado, sin compadecerte, ya es un apoyo inestimable para seguir adelante.

Una de esas veces en las que salí tarde del hospital, a la mañana siguiente tenía pleno y, aún bajo los efectos de todo lo que llevaba dentro, inicié una intervención con un par de equivocaciones. No fueron más. Confundí un par de palabras. Y hablé un poco más lento de lo habitual. Seguramente, para la mayoría de los concejales de este país hubiera pasado desapercibido. No para mí. *El Mundo* tituló al día siguiente: «El atropellado discurso de Andrea Levy». Decía que había cometido varios errores durante mi exposición oral. Dije cristales «rojos» en lugar de «rotos», de lo que me di cuenta al momento y rectifiqué. Dije «fuerzas y cuerpas de seguridad» y seguí leyendo sin percibirlo. Esos fueron los dos errores. Lo que vino después evidentemente fue una tormenta de mierda en las redes con un montón de gente riéndose de mí. Porque el que tiene boca se equivoca, pero habrá que insultarle.

Todo esto podía haber quedado en una anécdota más de mi vida. Pero hubo algo que hizo que se me agotara la paciencia. Un ínclito diputado socialista llamado José Zaragoza, que era de Barcelona como yo, tuiteó alegremente: «Se llama Andrea Levy. Es concejala de Cultura en Madrid. Es del PP. Tiene dificultades para leer tres frases en castellano. Debe ser culpa de la inmersión lingüística». Me van a disculpar, pero ese miserable texto referido a mí por alguien que además conoce lo que es la exposición de un político, poniendo en duda que yo supiera leer, me resultó de tal mezquindad que reventé. Por no mencionar, por cierto, que yo además no estudié en un colegio con inmersión lingüística en catalán, pero eso ya era lo de menos. El tuit de las risas ya estaba circulando para ridiculizarme, vejarme y menospreciar mis capacidades. De entre todas las respuestas que en ese momento se me ocurrieron, llenas de odio e ira, una fue la que más seguridad me dio: decir la verdad. Hacer público lo que me pasaba.

Ya hacía meses que me había reunido con la asociación madrileña de fibromialgia, Afibrom, en una charla que me ayudó mucho. Sobre todo, para no sentirme sola y poder hablar en los mismos términos con otras personas que también pasan por lo mismo que yo. Verte reflejado en la experiencia de otros y no solo como simples enfermos. Por primera vez, todo lo que yo decía era recibido con comprensión y empatía. Resulta muy recomendable, cuando te diagnostican, acercarte a las asociaciones de pacientes; a mí me sirvió para comprenderme mejor escuchando las experiencias de otras personas. Me animaron en ese momento a que lo hiciera público, dado que yo soy una persona con altavoz mediático y ayudaría a visibilizar la enfermedad. Entonces tuve dudas. Me resultaba incómodo hablar abiertamente de algo tan personal y, sobre todo, temía cómo iba a reaccionar mi entorno laboral más próximo. Por aquel entonces, muy pocas personas conocían lo que me sucedía. También es verdad que no es habitual que los políticos hagamos públicas nuestras interioridades. Ese iba a ser un ejercicio de abrirme, no solo por una enfermedad, sino sobre cómo me sentía mentalmente al padecerla.

Por fortuna, cada vez más personajes públicos, de los que se espera una fortaleza mental superior por sus profesiones, están contando sus experiencias con la ansiedad, la depresión y otros problemas. Icónico e inspirador fue el desesperado testimonio de la atleta Simone Biles, quien tenía veinticuatro años cuando renunció a participar en los Juegos Olímpicos de Tokio. «Desde que entro al tapiz, estoy yo sola, confrontando los demonios en mi cabeza. (...) Debo hacer lo que es bueno para mí y concentrarme en mi salud mental y no comprometer mi bienestar. (…) Estaba muy deprimida. Dormí mucho porque, para mí, era lo más parecido a la muerte sin dañarme. Fue un escape de todos mis pensamientos, del mundo, de lo que estaba sucediendo», explicó. Tras ella, hemos escuchado a otros deportistas como Andrés Iniesta, Naomi Osaka o Ricky Rubio hablar abiertamente de su depresión. Quiero pensar que su testimonio ha podido servir a otras personas anónimas para darse cuenta de que no son las únicas que pasan por algo así. No hay nada de lo que avergonzarse y, lejos de que la sociedad vaya a juzgarte negativamente, vas a sentirte más apoyado.

Ese día, tras leer tantas mofas cuando yo intentaba salir adelante y sacar fuerzas de flaqueza para que no se me notara lo que llevaba encima, exploté. Supe que había llegado el momento de defenderme sin mentiras, solo con la sinceridad de los hechos. Ese 26 de febrero de 2021 fue mi salida del armario de la fibromialgia. Hacerlo me liberó. Ya no tenía por qué sufrir la doble enfermedad que supone añadir a todos los síntomas un sentimiento de soledad.

Han pasado tres años desde entonces y mientras estoy escribiendo este libro José Zaragoza no ha borrado ese tuit y, por supuesto, nunca se disculpó por ello.

Tras asumir que convivo con la fibromialgia, he tenido que reaprender a ser yo misma. Y esto, que no es fácil, me ha dado la estabilidad física y emocional que necesitaba. Al principio, lo asimilé de una forma muy reactiva, entré en una espiral negativa. Quería combatir constantemente la enfermedad. Hasta que mi cuerpo y mi mente dijeron basta y me hicieron ver cómo, con esa actitud, me desgastaba. Con la cortisona, me miraba al espejo y me veía mal, fea, no me reconocía. No era yo. Todo esto es un proceso, se pasan etapas y no siempre estás en la misma situación física. Por eso es tan importante la actitud mental, intentar mantener los ánimos lo más arriba posible y ser positiva, ya que, de lo contrario, lo más probable es que solo añadas frustración, angustia y más dolor. Los malos momentos van a existir y son parte de lo que eres, por lo que no queda otra que aprender a manejarlos. Tienes que aceptarlo, estar a gusto contigo y buscar las pequeñas cosas a tu alrededor que te ayuden a estar bien, tranquila, animada. Yo lo conseguí cuando comprendí lo importante que era ser sincera con las personas que me rodean respecto a lo que me ocurría. Ya no estaba sola, cargando con toda la culpa de lo que me pasa, sino que, en los momentos difíciles, ellas fueron mi sostén ante mis tropiezos, ya fuera porque estaba cansada, porque no llegaba o por los efectos secundarios de la medicación. Ya no estaba quedándomelo todo para mí, fingiendo que no pasaba nada y machacándome con comentarios negativos por no sentirme bien. Por eso es esencial que llegues a tener esa tranquilidad contigo misma. Porque al final tú puedes llegar a ser tu principal enemigo si te empeñas en combatirte en lugar de aceptarlo y ayudarte.

Al hacerlo público, recibí, y aún sigo recibiendo, muchos mensajes de personas que atraviesan enfermedades de dolor crónico. Leerles y poder compartir con ellas, sin conocerlas personalmente, mis ánimos y algunos consejos, me ha forjado una red de empatía, de complicidad, un espacio de comprensión. A veces, es solo decir «sé por lo que estás pasando», pero eso ya es un importante alivio para quien no había conocido anteriormente ese amparo. Mensajes de hombres y mujeres, que llevan años padeciendo las consecuencias de la fibromialgia o que acaban de ser diagnosticados y se encuentras perdidos. Algunos con palabras desesperadas, por la falta de un tratamiento que les funcione o agotados de tomar tanta medicación. Me escriben también padres, novios, hermanas que buscan ayudar para saber cómo pueden entender a esas personas mejor. Lo que no saben todos ellos es que también a mí me han ayudado mucho. Fue, en definitiva, liberador poder hablar de esto sin miedo. Liberarme, sobre todo, de la carga de la vergüenza, de la culpa, de la soledad. Y desprenderse de ello sirve para fortalecernos mentalmente en medio de toda la debilidad física que sentimos.

El dolor físico es una lección de vida, puesto que nos hace vulnerables, frágiles y dependientes o demandantes de un afecto ajeno que nos consuele. He llorado cuando sentía dolor y lo he hecho de impotencia, por el gran peso que supone en mi estado de ánimo el simple hecho de no poder, de no llegar, de sentirme incapaz. Cuando te fallan las fuerzas, también mentalmente desfalleces. Te reconcome el no imaginarte llevando una vida normal como los demás. Y entonces te preguntas cómo va a ser para ti el futuro, cuáles serán tus pérdidas y renuncias. Esa es el espiral negativa que hay que evitar. Recrearse en lo malo solo lleva a la melancolía y te necesitas fuerte. Por ello, en las horas inmensas que he pasado en mi cama sin poderme mover, impedida por las consecuencias de la fibromialgia, he intentado siempre mantener mi cerebro ocupado pensando en el momento de después, el de la recuperación, como un ejercicio de superación para no arrastrarme también hacia la tristeza emocional.

He llorado de cabreo, obviamente. Sobre todo, al pensar que esta enfermedad iba a condicionar mi vida para siempre e iba a sustituir a la persona que era y a la que podía llegar a ser. Hay un momento en el que te planteas el futuro que te espera con esta nueva realidad que padeces. Y lo haces preguntándote ¿por qué yo? Esto que nos planteamos todos al conocer un diagnóstico atribula a cualquiera y genera aún más dolor, ya que resulta prácticamente incontestable. La calma solo podemos proporcionárnosla nosotros mismos y no es un simple consuelo: es tener una actitud positiva porque solo uno mismo tiene el poder de salir adelante. Es reconocerte con esta nueva circunstancia y conocerte para tratarte lo mejor posible. Otro aspecto importante ha sido también el reforzar mi autoestima frente al espejo cada mañana. Simplemente decirte: «Hoy va a ser un gran día», aunque tienes un dolor tan paralizante que no te puedes levantar de la cama. El cuerpo no te responde y es cuando tienes que tirar de tu valentía. Has de trabajar a diario tu confianza personal, porque tendemos con facilidad a destruirla. Sobre todo, con el grado de exposición que hay hoy en día de nuestra propia imagen, que hace que tengamos todos un poco de dismorfia corporal. Los objetivos que nos marcamos de belleza y de estilo de vida son inalcanzables: hay filtros, hay posibilidad de modelarte rápidamente, hay trucos de fotos para que no parezcas tú...

El dolor crónico supone tratar con una realidad para la que tienes que estar preparado mentalmente. Has de tomar las riendas de tu vida para que sea sostenible y establecer un equilibrio entre todo lo que vas a poder seguir haciendo y aquello que te costará solo un poco más hacer. Esta conciliación con tu bienestar es fundamental, no solo en lo físico, sino también para lograr una buena salud mental que te ayude a reponerte de los baches que atravieses. No digo esto simplemente como los mensajes de las tazas de café de Mr. Wonderful. Evidentemente no es todo bonito. No menosprecio el sufrimiento, porque lo hay. Es cuestión de no agravarlo más de forma innecesaria porque, como digo, esta es una realidad con la que ya convives y de nada sirve convertirte en más víctima todavía, y en esta ocasión víctima de ti mismo. Tampoco se trata de ser un héroe. Pero salir adelante es más fácil cuando te lo propones que cuando lo evitas.

Después de que se pusiera en duda mi trabajo y de recibir toda clase de insultos, burlas y acusaciones, al hablar de forma abierta de mi enfermedad he podido humildemente ayudar a personas anónimas. A gente que se sentía avergonzada por sufrir fibromialgia o fatiga crónica, y que no se atrevían a contarlo en sus oficinas. Esta es mi realidad, no es mi defecto. Al hacerlo público, mis amigos y mis padres aprendieron cómo tratarme mejor. Yo no quiero condescendencia, en ningún caso; no la busco ni me compadezco cada vez que he dado entrevistas o cuando hablo en los medios de mí. Pero sí conseguí, con toda la avalancha de noticias que a partir de ese día de febrero se generaron, que no se burlasen más cuando, por mis circunstancias, algo se me da peor. Y conseguí que se hablase más y se entendiera lo que supone la fibromialgia.

Lo más importante es llevar una vida normal, aunque no todos los días sea factible, y eso ha sido posible en gran parte gracias a la gente que me escribe y que también padece como yo dolor físico, gente que me dice que siempre me ve estupenda, que cómo lo hago para trabajar y tener planes, para salir con amigos, arreglarme para una fiesta, llevar zapatos de tacón, incluso poder tener novio... Bueno, depende, no siempre es así, hay muchas veces que lo paso mal y atravieso momentos duros. No todo el rato puedo estar al cien por cien. Tengo una enfermedad crónica que me hace asumir que debo vivir con dolor, pero por las grietas siempre tiene que acabar entrando la luz, como diría Leonard Cohen. Ahí es donde encuentro el optimismo y las ganas que me hacen querer disfrutar de la vida.

Hay días que son muy complicados, porque se sufre un dolor generalizado. Eso te impide de forma momentánea realizar una actividad normal, pero forma parte de esta enfermedad. Hay otros, sin embargo, en los que me como el mundo. Es verdad que tengo que asumirlo con positividad, porque, de lo contrario, tendría una doble enfermedad: estar mal y negativa ante una situación que me va a acompañar toda la vida... He aprendido a «querer» a la fibromialgia, a aceptarla. Sobrellevar el dolor, mirarme al espejo y decirme que me veo bien. Eso me da fuerzas y me resulta fundamental para arrancar por las mañanas desde que me diagnosticaron la enfermedad. Hay días en los que me despierto tan rígida que no me levantaría de la cama. Pero lo hago. Ese es el reto. Como el topo de los videojuegos que busca incansablemente el agujero por donde lograr salir, pero hay un mazo que le pega en la cabeza para volver a meterlo bajo tierra. Vas a salir. Solo hay que saber encontrar la salida y no rendirse.

Yo no me he rendido en todos estos años, aunque, en algún momento, he intentado ponerme excusas para no ser la mejor versión de mí misma. Es verdad que la vida política no me ha puesto las cosas fáciles tampoco. 2021 fue un año de *impasse*, con los últimos coletazos de la pandemia, pero ya habíamos dejado lo peor atrás. Nos quedaba la duda de si algo así podía repetirse o si, con la llegada (por fin) de las vacunas, se habría acabado. Fue el año de las

ganas locas por salir y hacer los planes que todos nos habíamos perdido por el confinamiento. Tocaba aprovechar
la vida al máximo. Ni siquiera la variante ómicron nos
amargó esas Navidades. Sin embargo, Isabel Díaz Ayuso no
pudo celebrar la tradicional cena navideña del PP de
Madrid. La dirección nacional suspendió la celebración,
una decisión que ahondó en una guerra soterrada que llevaba meses entre declaraciones cruzadas, desencuentros y
reproches.

Isabel había pasado de ser una presidenta autonómica
constantemente en la picota por sus declaraciones a convertirse en la figura más relevante de la política nacional y
la que más simpatías generaba entre la mayor parte de los
madrileños y foráneos. Después de haber posado, cual
mater dolorosa, en esa portada de *El Mundo* con los brazos
cruzados sobre el pecho y la mirada perdida, el destino dio
un giro de 180 grados cuando decidió iniciar su particular
cruzada contra el Gobierno de Pedro Sánchez y para defender el amor propio madrileño. Con su gracejo cheli de
chamberilera, desató pasiones con su «Madrid no se cierra,
Madrid no se toca». Y con esa ambición acabó, tras las
elecciones de mayo, con Pablo Iglesias, con sus exsocios de
Ciudadanos y con una victoria abrumadora que se le atra-
gantó a más de uno en la séptima planta de Génova, 13.
Nadie comprendía qué estaba sucediendo entre el presidente
del PP y la nueva lideresa indiscutible de Madrid. Casado
había sido su mayor valedor cuando una desconocida
Ayuso se presentó a la Comunidad de Madrid en 2019.

Le escuché siempre defender su valía. Fue una apuesta personal, pero también generacional, en una plaza tan importante para el Partido Popular. Por eso resultaban extraños tantos rumores sobre sus malas relaciones y los celos surgidos por el liderazgo de Isabel.

¿Qué había pasado para que el mayor activo del partido entonces fuera visto como una amenaza? El ambiente se enrareció mucho entre Génova, Sol y Cibeles. Me sentía profundamente incómoda en una lucha de poder que me resultaba incomprensible, puesto que para mí todos formábamos un mismo equipo. Tampoco la opinión pública comprendía nada y las preguntas de la prensa se hacían cada vez más difíciles de contestar. En los comités de dirección que tuvieron lugar esos meses no se comentó nada al respecto. La decisión sobre las fechas del congreso del PP de Madrid era algo que no se debía abordar. Pero a medida que proliferaban los rumores, se intuía que no era solo una cuestión de poder. Presencié algún que otro encontronazo entre sus protagonistas, aunque yo prefería mantenerme lo más al margen posible, siempre intentando recomponer los puentes, entre otras cosas, porque las malas relaciones pueden arreglarse, pero resulta mucho más difícil, y la recuperación es mucho más lenta, cuando los posibles electores ven al partido agrietarse. Y, además, no habíamos ganado unas primarias para repetir los errores del pasado. Qué equivocada estaba…

2022

EL DOLOR DEL SILENCIO

Cuando salí del ingreso, y tras adaptarme al tratamiento con el nuevo equipo médico, volví a tomar el control sobre mí misma, ajustando la medicación a lo que realmente necesitaba. No fue inmediato. Durante meses, hasta llegar a un equilibrio, las dosis de pregabalina y de Sedotime eran tan altas que sentía como si mi cuerpo y mi mente estuvieran en lugares diferentes. Luego vinieron otros nombres de pastillas y otras dosis que ajustar. El día a día se convirtió en mi propia pendiente de Sísifo. Dormir era una caída igual de brutal que despertarse. Un infinito lejano del que había que regresar. Pero gracias a esa profundidad mi musculatura se relajó. Por fin el dolor se alejaba. No obstante, mi aspecto físico en esos dos años de ajustes era de abatimiento total. Lo que sentía por dentro se reflejaba por fuera. También en mi carácter. Aguantarme a mí misma ya resultaba pesado, no puedo imaginar cómo era para la gente que tenía alrededor, al ver en mí tantos cambios de comportamiento. De triste pasaba a irascible. De cansada a cabreada. De frustrada a distante. Me costaba mucho ejercer de portavoz del partido, mi habla era más lenta de lo habitual y notaba que no llegaba, que no tenía ya la agilidad mental de antaño.

Cuando me veían así, mis compañeros y colaboradores siempre me animaban o me aconsejaban descansar. Recuerdo una intervención en el pleno de Cibeles que fue aplaudida por el resto de mis compañeros de bancada. Sin embargo, le dije a Almeida que sentía que lo había hecho fatal y que no estaba segura de poder volver a hablar desde el atril. Me sentía torpe. Pero yo no quería rendirme, quería seguir como si nada pasase. No llegué a tomar conciencia del proceso que estaba atravesando y de que debía darme más margen para estar al cien por cien de nuevo; entender la importancia de no minusvalorarlo, detener mi excitada vida, parar para cuidarme. También es verdad que ese año la política no me lo puso fácil.

Acostumbrarme a los brotes de la fibromialgia se convirtió en un ejercicio de prueba-error. La mayor parte del tiempo me encontraba bien gracias al combo de fármacos —a pesar de estar por encima de la dosis de mantenimiento que en el futuro se convertiría en la habitual—. Aprendes a valorar cuánto puedes soportar. Porque el dolor se convierte en una constante, lo que varía es tu propia capacidad de aguantarlo mientras sigues con tu vida normal, la forma en la que lo procesas y lo gestionas. De hecho, ese grado de preocupación y concentración sobre el dolor acabó generándome una memoria selectiva. Mi psiquiatra, el cual me ayudaba con los problemas de sueño, me contó que estaba tan concentrada en soportar el dolor que el cerebro instintivamente podía llegar a olvidar determinadas cosas que consideraba que no eran importantes. Esto provoca que, en ocasiones, cuestiones de la memoria temporal reciente se olviden, como una especie de alivio cerebral. O se archiven algo más lejos y cueste más recuperarlas. Y lo cierto es que, en mi caso, agradecí olvidar algunas cosas de las que pasaron ese año.

Al final, el dolor se convierte en un invitado no deseado que te acompaña a diario. Puedes acostumbrarte gran parte del tiempo, pero a veces, desespera su presencia, y te vuelves extremadamente irascible hasta que se te pasa. Lo he intentado describir como si millones de agujas se clavasen en todo mi cuerpo. Como tener un camión cisterna encima. Como si estuvieras atravesando un cristal. Me duele mover un dedo, doblar una pierna, estar tumbada en la cama sin hacer nada. Solo vuelve la normalidad tras un sueño profundo. El despertar entonces trae consigo la esperanza.

Los datos que nos ofrecen las estadísticas nacionales más recientes son que uno de cada cuatro españoles sufre dolor crónico. El veintiséis por ciento de las personas ven condicionada su vida por esta esta enfermedad. La Sociedad Española del Dolor afirma que: «El dolor crónico no es un síntoma, es una enfermedad en sí misma. Pasados tres meses desde el inicio del dolor, este se transforma en una enfermedad porque se generan unos circuitos de memoria que se siguen recordando, aunque el paciente se cure».

Antes hablé de cuándo se podía considerar que una persona está deprimida, en función de una serie de síntomas y su duración. Pues lo mismo ocurre con los que sufren de dolor crónico. Este debe notarse más de cuatro días a la semana y durar más de tres meses. Vivir durante todo el día con un dolor que te incapacita para ir a la compra, a trabajar o hacer las tareas domésticas es una experiencia tan dura como muchas veces frustrante, por la imposibilidad de trasladarlo a las personas que te rodean. Y porque al final nadie quiere saberse enfermo a diario. Repetir que no puedes quedar con tus amigos, no porque no quieras sino porque no puedes físicamente moverte, a veces resulta tan cansado como sentirse impedido.

En 2022, por ejemplo, tuve la mala suerte de que me diera un brote durante la Navidad. La noche de fin de año iba a ir a la fiesta que había organizado mi amiga Cayetana. Ella y Rocío se pasaron toda la tarde y la noche del 31 llamándome y escribiéndome mensajes para que fuera a la cena, pero, por mucho que yo dijera que estaba muerta de dolor, no lo comprendían. No era cuestión de un poco de malestar, sino que realmente mi cuerpo no me dejaba moverme de la cama. A pesar de lo mucho que me apetecía el plan, tuve que quedarme en casa. Sus ganas de verme y su insistencia me hicieron sentir bien a pesar de la frustración por no poder pasar de forma más divertida la última noche del año. Te acabas acostumbrando a perderte planes, pero intentas trasladar a los de tu entorno que no lo haces por pereza o desidia.

Por suerte, para esos episodios he encontrado mi salvación en la unidad del dolor. Ya sé medir cuándo he superado el umbral de lo soportable y cuándo no puedo seguir con mi vida, y entonces acudo a ese lugar especializado en aliviar los dolores, sin necesidad ya de atiborrarme de fármacos, que a la larga solo me generaban dependencia y tolerancia. Ahí, gracias al trabajo de especialistas de distintas disciplinas, he probado tratamientos que se han incorporado a mi rutina para estar bien. Desde el uso de dispositivos de radiofrecuencia que actúan sobre los nervios afectados hasta electrodos de estimulación medular que buscan cortar la transmisión de señales nerviosas de dolor antes de que lleguen al cerebro, pasando por el empleo de tratamientos regenerativos con plaquetas y células madre, o bloqueos nerviosos. En alguna ocasión en la que el dolor ha sido muy agudo, como excepción, he utilizado los parches de capsaicina. Todos estos son tratamientos que van estando a disposición de los pacientes con fibromialgia y que suponen una alternativa no farmacológica para luchar contra la enfermedad, una enfermedad, conviene recordarlo, sobre la que no existen pruebas certeras que confirmen el diagnóstico ni una cura totalmente eficiente. Si bien es cierto que se ha avanzado en los últimos tiempos y el hecho de hablar sobre ello ha ido calando de tal forma que ya no se trata de una realidad desconocida totalmente. Tengo la esperanza de que, con el tiempo, tanto la investigación neurológica como la genética lograrán una solución definitiva.

Pero de lo que nada te protege es de los avatares de la vida que dispone nuestro destino. Cuando estaba logrando encontrar una estabilidad personal y física, tuve que hacer frente a uno de los años más difíciles políticamente. Y no porque gobernarse Pedro Sánchez, cediendo a las presiones de la izquierda radical y de los independentistas que acabó por asumir como propias. Duele ver que todo ese sacrificio personal y político que supusieron los complicados años en el Parlament, en los que tanto PP como PSOE hicieron frente común a los atropellos legales, sean ahora papel mojado. La historia se está rescribiendo a su antojo. Tampoco fue especialmente difícil para mí ese año por la degradación institucional derivada de los desmanes que llegaban desde la Moncloa. Y tampoco por todos los errores que, en mi opinión, se iban produciendo desde algunos despachos de Génova, que por entonces se habían convertido en herméticos e inaccesibles, como la equivocación en la estrategia con Vox, o el intento de ocultar un error humano en la votación de la reforma laboral e intentar hacerlo pasar por un pucherazo en el Congreso. Lo peor, lo más difícil de soportar para mí, fue la ruptura sentimental que se produjo entre aquellos que formamos una generación política y que pocos años antes, en las primarias, quisimos hacer un PP distinto. Esa ilusión no solo se había esfumado, sino que se había envenenado. Y hablo, por supuesto, de la llamada guerra Ayuso-Casado o Sol-Génova-Cibeles.

Aunque sé del morbo que puede tener entrar en los detalles de lo que sucedió, no voy a hacerlo en este libro. Entre otras cosas, porque esta historia han de contarla sus protagonistas, y desde el cariño que les guardo a todos, respeto la posición de silencio que asumió desde su dimisión Pablo Casado. Y porque, además, todo aquello fue tan poco edificante que, una vez superado, no ha pasado el suficiente tiempo para analizarlo con perspectiva. Solo puedo decir que yo lo viví con pena, con sufrimiento y con mucha tensión.

De las pocas cosas que me permito contar para ilustrar la hostilidad que hubo hablaré, por ejemplo, de una comida en esos meses con Isabel, a quien desde mis inicios en Génova siempre he tenido no solo como una amiga, sino como una compañera con la que empatizar a lo largo de nuestra carrera. En ella charlamos un poco de todo, pero, especialmente, de cuestiones más bien personales. De ese encuentro acabaron por enterarse personas que, siendo también compañeros, se enfadaron, y a los que tuve que dar explicaciones. Fue entonces cuando me di cuenta de la locura que estaba pasando. Durante mis años de vicesecretaria, todos habíamos compartido despachos contiguos. ¿A qué venía ahora esa animosidad entre ellos?

Puedo decir, hablando tanto por mí como por gran parte de los miembros que conformábamos entonces el Comité de Dirección, que ninguno sabía qué es lo que estaba pasando y qué lo motivaba. Nos enteramos esa tarde de febrero en la que leímos en la prensa la conspiración y el espionaje de miembros del Ayuntamiento a la presidenta de la Comunidad. Luego, y durante una semana, se produjo uno de los episodios más alucinantes, desastrosos y dramáticos del Partido Popular. La voladura de la cúpula en directo. En una semana tan solo, de un jueves a otro, terminó el mandato de Casado después de cuatro años al frente del partido. Como he dicho antes, no voy a entrar en los pormenores, tiempo habrá más adelante, supongo. Pero sí quiero explicar que yo lo viví con mucho dolor, que es de lo que va este libro.

Yo, como Ayuso y tantos otros, nos sumamos al proyecto de Casado para presidir el PP. No solo por la amistad previa que me unía a él, después de años trabajando juntos. Lo hice porque realmente creía en Casado, en su forma de transmitir ilusión que tuvo en aquel congreso lleno de afiliados apesadumbrados por la debilidad del partido en 2018. Nos convenció, como lo había hecho siempre, la pasión con la que comunicaba. Y porque yo no he conocido a nadie que desde tan joven hubiera tenido tan claro sus propósitos de ser no solo presidente del PP, sino de España. Formaba parte de su ADN. Nadie se lo propuso tanto ni trabajó a diario para conseguir su objetivo. Quienes le conozcan asentirán conmigo. Pablo fue la esperanza vibrante y renovada que necesitábamos al frente del partido, el candidato perfecto para ese congreso extraordinario en un momento de catarsis. Y tuvo su oportunidad. La tuvo y se le fue de las manos. Él sabrá los motivos y hará su propio juicio de valor. Yo solo tengo mi opinión. Lo que siento es que después de que él le dedicase tantísimos esfuerzos y sacrificios en su vida, esta historia acabara así. Me duele porque creí en él. Me duele porque era mi amigo. Me duele porque no logro entenderle. Y me duele porque sé lo tantísimo que le habrá dolido a él.

No sé si fue premonitorio o una maldita casualidad, pero justo esa semana de marras yo estaba pasando un brote de fibromialgia. Estaba dolorida. De hecho, el lunes del

Comité de Dirección en el que le exigimos que se convocase un congreso extraordinario, me dolía todo y me dolía mucho. Lo recuerdo porque esa jornada pasamos casi diez horas entre las distintas plantas de la sede y a mí se me hizo eterno. Cuando por fin salimos, me encontré en la puerta de la sede de Génova con un enjambre de periodistas, que me acorralaron para sacarme alguna declaración. Como sabía que me estarían viendo afiliados, cargos y votantes, dije algunas frases para tranquilizar, ya que solo se estaban contando filtraciones interesadas. Cuando llegué a casa, puse la televisión y escuché a Joaquín Prat en su programa de Cuatro diciendo: «Desde luego, qué mala cara tiene Andrea Levy. Se nota que lo ha debido pasar muy mal ahí dentro». Pues sí, no lo sabes bien, pensé. Me tiré en la cama vestida y cerré los ojos, aunque por poco tiempo, ya que el teléfono no paró de sonar. Luego, vinieron los días más tristes. Los desencuentros, los comentarios interesados y el sentir la vergüenza por lo sucedido. Cada uno que haga su propio análisis de lo ocurrido y asuma su parte de responsabilidad en todos los errores que se cometieron.

Fue duro ese final y fue extraño despedirse de repente de una etapa ilusionante de este modo tan abrupto. Por suerte, todo se hizo de forma quirúrgica y con un resultado tan acertado como necesario. En menos de dos meses vimos cerrado ese capítulo e iniciamos un nuevo ciclo, el de Alberto Núñez Feijóo, el deseado, que llegaba, por fin, a la política nacional. También, por fin, Isabel Díaz Ayuso se convertía en la debida presidenta del PP de Madrid. Así se acababan las peleas internas, se suturaban heridas y nos centrábamos en ofrecer una alternativa política a una mayoría de españoles que nos estaba esperando después de estos meses de espectáculo insólito.

Sin embargo, aunque tocaba superarlo y mirar hacia delante, yo no pude hacerlo tan rápido. Me tuve que tomar un tiempo de reflexión para digerirlo. Sobre todo, plantearme hacia dónde quería dirigirme, después de vivir en primera persona un episodio tan poco agradable. Esto se convirtió en un bucle, en un pensamiento recurrente sin fin. Le daba vueltas todo el rato. También por las noches. No me di cuenta, pero dejé de dormir durante varios días. El motivo: no me estaba tomando la pauta de medicación. Esta es una reacción que puede parecer extraña, pero cuando tienes que tomar de forma continuada varias pastillas, hay un momento que sientes rechazo. Te da igual, las detestas y las quieres perder de vista. Y más con todo lo que me estaba pasando. Fui tonta, pero sí, las dejé de tomar. Acudí de nuevo a la vía fácil: las benzodiacepinas. En cierto modo, me parecía que eran más efectivas para el estado de ánimo que atravesaba esos días y para hacerme dormir más rápido. Fue un error, pero un error que me brindó una de las lecciones más importantes que me he dado a mí misma. Y en parte, la razón por la que hoy puedo escribir este libro, una vez he superado este planteamiento tan equivocado, tóxico y peligroso.

Las benzodiacepinas volvieron a mi vida de forma descontrolada, como las viejas conocidas que eran. Pensé que solo las pastillas me podían dar una solución efectiva ante lo que estaba pasando. Sientes que sin un medicamento no te vas a curar, por mucho que lo intentes por otros métodos no farmacológicos. Hasta que un día, antes de irme a dormir, me noté rara. Me dio la sensación de que me estaba pasando algo desconocido y extraño. Llamé a mi amiga Marta, a la que pedí que viniera a mi casa cuanto antes. Y a partir de aquí, no recuerdo nada más. Me desperté en una habitación de hospital. Luego supe que habían pasado varios días. Me contaron que había colapsado mentalmente. Que mi cabeza se había fundido. Que a la tolerancia a todas las pastillas que me tomaba —esto es, ya no me hacían efecto alguno— se había sumado un grado de estrés que no había soportado y que la falta de sueño durante varios días me había acabado por derrotar físicamente. Tuve que quedarme allí haciendo reposo absoluto una semana. Antes de irme, la conversación con el médico fue lo que me hizo darme cuenta de que esta era la última oportunidad que tenía de curarme, pero solo si me lo proponía de verdad. Y así ha sido. Así lo he hecho desde entonces. Por eso ahora puedo decir que mi vida es mucho mejor y que estoy feliz de que así sea.

En sesiones posteriores con el médico, me dijo que me tenía que tomar en serio lo que me pasaba. Que dormir tenía que convertirse en una prioridad máxima para mí. Establecimos una «higiene del sueño», esto es, una pauta de horarios. Cambiamos de nuevo la medicación por una más ligera para que yo me sintiera menos pesada, pero consiguiera a su vez un equilibrio con el dolor. Y lo más importante: debía desterrar para siempre cualquier tipo de benzodiacepina, ya que mi cuerpo había generado un grado de tolerancia enorme. Esto quiere decir que mi organismo se había acostumbrado de manera que necesitaba una dosis mayor y mayor cada vez para que lograse el mismo efecto. Es decir, algo muy peligroso.

Es curioso cómo en lo sucesivo he podido hablar con varios médicos y leer mucho al respecto de estas pastillas que me han alertado de lo nocivas que pueden llegar a ser y lo adictivas que resultan. A raíz de que me sucediera esto, me he dado cuenta de que es una medicación de la cual se abusa sin que seamos conscientes de lo perjudicial que a larga resulta. Emborrona, pero no corrige. Y da paz, es cierto, pero no cura. Yo la añadí a mi enfermedad, a mi vida vertiginosa y asumí un riesgo que desconocía. No me servía para devolverme a la realidad sino para sortearla. Por eso ahora pienso que, a pesar de ser una persona alejada de las drogas, no puedo evitar pensar que las cajas de benzodiacepinas que recogía del mostrador de la farmacia se convirtieron en una suerte de adicción. Una adicción a la calma y al no sufrir.

¿Tuve alternativas? Seguramente, pero entonces no era consciente de ellas porque el propio ritmo de mi vida me impedía pensar en buscar otras soluciones. Nada me producía mayor placer ni excitación que el ritmo que llevaba, el cual se estaba convirtiendo en tóxico. E innecesario. Nos acostumbramos a dar por sentado que solo podemos trabajar así, ser así, como una rutina diabólica y con un estrés permanente mal gestionado. Pero no es verdad. Descansar forma parte del proceso correcto para la toma de decisiones y el cortisol generado por el estrés es altamente corrosivo para nuestros nervios. De ahí la ansiedad, la depresión y todos los problemas que provoca la presión que soportamos. Por descontado, al final nuestro cuerpo dice basta. Enferma para poder parar. Por tanto, ahora cuando pienso en el origen de mi enfermedad, creo que tiene relación con una forma de haber vivido de la que me hago solo yo responsable.

Este aviso que acababa de vivir debía hacerme reaccionar definitivamente. Lo hice. Me tomé el verano para cambiar de hábitos y cuidarme. Cuando regresé en septiembre, me sentí renovada, alegre, viva y con más energía que nunca. Yo también, como el PP, empezaba una nueva etapa. Tuve suerte, no solo por parar a tiempo y asumir que debía afrontar con responsabilidad mi enfermedad para estar bien. Porque si no le prestaba la suficiente atención y me descuidaba, todo lo conseguido se iría al pozo junto conmigo. Tenía que ser positiva y ganar esta batalla. Aprendí a tomarme las cosas de otra forma, con la misma pasión e intensidad vital, pero sin la obsesión de querer estar siempre dos pasos por delante en todo lo que hago. Relajarse no es ser o hacer menos. Es saber manejar la propia presión que te impones y que, al final, si no controlas, solo se convierte en frustración. Pero también me siento afortunada por las amistades, compañeros de partido y familia que tuve a mi alrededor y que me apoyaron y cuidaron. Ellos, como yo, querían verme bien y se preocupaban por mí. Cuando dejé esta etapa atrás y supe valorar las cosas que en mi vida podían ayudarme, recuperé a esa Andrea que había dejado de ser.

TODO LO QUE TENGO TODAVÍA POR DELANTE

> *Esos versos, lector mío,*
> *Que a tu deleite consagro,*
> *Y solo tienen de buenos*
> *Conocer yo que son malos,*
> *Ni disculpártelos quiero*
> *Ni quiero recomendarlos,*
> *Porque eso fuera querer*
> *Hacer de ellos mucho caso.*
> *No agradecido te busco:*
> *Pues no debes, bien mirado,*
> *Estimar lo que yo nunca*
> *Juzgué que fuera a tus manos.*
>
> Sor Juana Inés de la Cruz

Como dije al principio, escribir este libro y hablar sobre mí suponía un ejercicio de memoria y no estaba segura de si quería hacer partícipe de él a alguien más que a mí misma. Escribo todo esto una vez he conseguido superar momentos difíciles y cuando además tengo la suerte de poder decir que ahora estoy bien, me encuentro bien, me siento bien. A medida que iba rememorando lo que me ha sucedido a lo largo de estos diez años, me di cuenta de que ponerlo por escrito me ayudaba a comprender el paso del tiempo de una manera templada que aportaba un aprendizaje, una lección. No puedes volver al pasado, pero sí puedes servirte de él para mejorar tu propia vida futura.

Con este planteamiento fue con el que pensé que quizá, si sacaba algo en claro de todo lo que he vivido, no solo me podía ayudar a mí, sino que podía ser útil a personas que de una forma u otra pasan por lo mismo. No pretendo ser ejemplo de nada ni tener la verdad absoluta. Como he dicho, yo ni soy especialista ni médico ni siempre hice las cosas de la forma más adecuada. Pero tengo una historia, una que contarles, porque en cierto modo, a lo largo de esta década, han podido conocerme a través de lo que se veía de mí como personaje público. Esa visión sesgada he querido completarla con este texto. Son mis opiniones sobre lo que viví y cómo lo viví, así como sobre los acontecimientos de los que fui testigo directo. No es un libro de política, pero sí que habla de una mujer política, aunque esto solo haya servido como excusa para contar mi propia situación personal.

Y, por supuesto, mi testimonio sobre la fibromialgia que padezco es uno más de los que se pueden escuchar y leer contados por personas que conviven a diario con el dolor. Valga lo aquí relatado como uno más de ellos. Porque a lo largo de estos años me he sentido sola y me he creído sola, a pesar de no estarlo. Así que sí, el sentido de haber escrito este libro es el de acompañar, estar cerca de quien lo pueda necesitar, alguien que, como yo, conviva con un umbral de dolor que el resto de las personas desconoce; que haya tenido miedo de no poder seguir trabajando, de no volver a salir a la calle; que se haya sentido como Charles Chaplin en esa escena de la película *Tiempos modernos*, en la que se mete dentro de una máquina llena de bielas y engranajes, y su cuerpo se va doblegando. También es para aquellos que se hayan sentido molidos a palos al despertase por la mañana porque durante la noche no han conseguido pegar ojo. Ser un insomne es todo menos bohemio. No dormir es una tortura que solo llega a conocer quien la padece.

También me gustaría que consolara a los corazones desamparados, los impregnados de melancolía y de las tristezas del alma que nos abrazan a nuestro pesar. Porque a veces nos hacemos adictos al dramatismo como forma de llamar la atención, de no querer sentirnos solos, de formar parte de otro, aunque nos destroce sin querer. O tal vez necesite este libro quien no se resigne a vivir tan rápido o de forma tan inconsciente, con el vértigo llenándonos la garganta. Quien no quiere sentirse débil por tomarse un respiro que urgentemente necesita. Quien no va a flojear por pedir ayuda.

¿Para qué sirve el dolor sino para enseñarnos la mejor versión de nosotros mismos? La que cuando sufre aprende a valorar lo que es la vida sin dolor. A disfrutar en serio, sin excusas. Y la que aprende la forma en la que se procesa y gestiona el dolor, y cómo actúa el cerebro frente a su presencia o amenaza. Dolores que como he descrito pueden ser físicos, pero también anímicos, por cómo nos sentimos a través de las experiencias que estamos viviendo. Nos duele la angustia, la rabia, el miedo. Nos duele la frustración. Para mí ha sido un camino difícil de procesar adecuadamente porque me impedía a mí misma sentirme mal. No quería fallarme ni fallarle a nadie. Pero al hacerlo de este modo equivocado, me alejé de las personas sobre las que debí apoyarme, me hice extraña para ellos, en una versión de mí modificada por el dolor. Hasta que, afortunadamente, mi cuerpo dijo basta y tuve que reaccionar.

Ahora he aprendido a ser una mejor versión de mí misma, incluso en los días terribles en los que aparece un brote de fibromialgia. No siento rencor hacia mi debilidad. Conocerme mejor me ha ayudado a reponerme más rápido y a salir de ello más fuerte. Ahora me siento mucho mejor. Porque como en la canción «El don de la ternura», que canta mi querido Nacho: «No hay victoria que sea final ni derrota total». También he aprendido la necesidad de tejer a mi alrededor una red de afectos, de cariño y cuidados con las personas que he hecho mi familia. Pero también a poner la empatía siempre primero ante los que no conozco, ya que no sabemos cuál puede ser la historia que esconden. Creo que a veces a mí me juzgaron injustamente por no conocer toda la verdad sobre mí, ya que era imposible hacerlo solo con los datos que se tenían. Tal vez este libro ayude ahora un poco a ello. Ayude un poco a alguien.